Praveen Tahilani
Shashi Raj
Shivani Tiwari

Desenvolvimento de uma formulação tópica que contém um potenciador de permeação

Praveen Tahilani
Shashi Raj
Shivani Tiwari

Desenvolvimento de uma formulação tópica que contém um potenciador de permeação

ScienciaScripts

Imprint

Any brand names and product names mentioned in this book are subject to trademark, brand or patent protection and are trademarks or registered trademarks of their respective holders. The use of brand names, product names, common names, trade names, product descriptions etc. even without a particular marking in this work is in no way to be construed to mean that such names may be regarded as unrestricted in respect of trademark and brand protection legislation and could thus be used by anyone.

Cover image: www.ingimage.com

This book is a translation from the original published under ISBN 978-620-7-64715-6.

Publisher:
Sciencia Scripts
is a trademark of
Dodo Books Indian Ocean Ltd. and OmniScriptum S.R.L publishing group

120 High Road, East Finchley, London, N2 9ED, United Kingdom
Str. Armeneasca 28/1, office 1, Chisinau MD-2012, Republic of Moldova, Europe
Printed at: see last page
ISBN: 978-620-7-66595-2

ÍNDICE

1. INTRODUÇÃO

1.1 PLANTAS MEDICINAIS: UMA VISÃO GERAL

As plantas medicinais contêm ingredientes activos inerentes para curar doenças ou aliviar dores. A utilização de medicamentos tradicionais e de plantas medicinais na maioria dos países em desenvolvimento como agentes terapêuticos para a manutenção de uma boa saúde tem sido amplamente observada. A Organização Mundial de Saúde calculou que 80% da população dos países em desenvolvimento depende de medicamentos tradicionais, principalmente de plantas medicinais, para os seus cuidados de saúde primários. As propriedades medicinais das plantas podem basear-se no efeito anti-oxidante, antimicrobiano e antipirético dos fitoquímicos presentes. Tradicionalmente, as ervas são consideradas não tóxicas e têm sido utilizadas para tratar vários problemas pelo público em geral e/ou por médicos de medicina tradicional em todo o mundo. Embora a literatura tenha documentado várias toxicidades resultantes da utilização de ervas em muitas ocasiões, a toxicidade potencial das ervas ainda não foi reconhecida pelo público em geral ou por grupos profissionais de medicina tradicional. A utilização de plantas medicinais como matérias-primas para a produção de medicamentos está a ganhar popularidade.[1,2]
A Índia é talvez o maior produtor de ervas medicinais e é considerada o Jardim Botânico do Mundo. As ervas medicinais são utilizadas há milhares de anos, de uma forma ou de outra, no âmbito dos sistemas indígenas de medicina como o Ayurveda, o Sidha e o Unani. Na Terra, existem cerca de 3,6 lakh espécies de plantas medicinais, entre as quais
Existem 1,4 lakh espécies na Índia... Um inquérito recente indica que cerca de 70000 plantas são utilizadas nos sistemas tradicionais de medicina.[3] Em todo o mundo, os antepassados utilizavam as plantas como principal fonte de medicamentos. A ascensão da medicina ocidental moderna foi inicialmente acompanhada por um declínio na prática do herbalismo em todas as culturas e acreditava-se que os produtos químicos sintéticos eram os melhores medicamentos para tratar doenças e curar doenças.
A procura de um estilo de vida mais saudável fez com que as pessoas voltassem a reconhecer o poder curativo das ervas. Mesmo no Ocidente, os produtos naturais estão agora amplamente disponíveis e o herbalismo está de novo a aparecer na luz do dia num mundo que se está a tornar mais saudável e consciente do ambiente. Os remédios à base de plantas podem funcionar sem muitos dos efeitos secundários desagradáveis dos medicamentos modernos.

Tem-se observado uma inversão em direção aos sistemas tradicionais de medicina para um melhor tratamento e cuidados. No futuro, as pessoas de todo o mundo preferirão o tratamento com os sistemas tradicionais de medicina. A razão para isto é que, apesar dos factos bem documentados sobre a eficácia da medicina moderna, certas desvantagens restringiram as suas perspectivas futuras. As desvantagens da medicina moderna levaram os investigadores a procurar sistemas alternativos, especialmente a medicina antiga e tradicional.[4]

1.1.1 Medicina tradicional

O termo "medicina tradicional" refere-se a formas de proteção e recuperação da saúde que existiam antes da chegada da medicina moderna. Como o termo implica, estas abordagens à saúde pertencem a cada país e têm sido transmitidas de geração em geração. Um sistema tradicional tem de satisfazer as necessidades das comunidades locais durante muitos séculos. O sistema tradicional de medicina prevalece na Índia desde o período védico e desde os primórdios da civilização humana. Embora tenha sofrido muitas alterações no decurso da sua longa história, continua a ser o principal meio de assistência médica para uma grande parte da população do país. A medicina tradicional tem mantido a sua popularidade em vários países asiáticos como a China, a Índia, o Japão e o Paquistão. As plantas medicinais são os mais antigos produtos de saúde conhecidos. A sua importância continua a crescer.[5]

Ayurveda - Um sistema de medicina indiano

Acredita-se que a Ayurveda, antiga ciência da vida, prevalece há 5000 anos na Índia. É um dos sistemas de medicina mais conhecidos do mundo. A Ayurveda baseia-se na hipótese de que tudo no universo é composto por cinco elementos básicos: espaço, ar, energia, líquido e sólido. Estes elementos existem no corpo humano em formas confinadas como vata (espaço e ar), pitta (energia e líquido) e kapha (líquido e sólido). Vata, pitta e kapha em conjunto são designados por tridosha (três pilares da vida). O desequilíbrio entre estes elementos provoca uma situação patológica.[6]

Sistemas de medicina Unani

As raízes deste sistema remontam aos tempos do conhecido filósofo grego Hipócrates, a quem se atribui a sua autoria. Aristóteles Golem "Pai da história natural" deu-lhe um valioso contributo. Este sistema baseia-se em duas teorias: a teoria hipocrática dos quatro humores e a teoria pitagórica das quatro qualidades próximas. Os quatro humores são o sangue, a fleuma, a bílis amarela e a bílis negra, enquanto as quatro qualidades são os estados do corpo humano vivo, como quente, frio, húmido e seco. São representadas como terra, água, fogo e ar. O sistema de medicina Unani tem como objetivo tratar a causa da doença e não os seus sintomas. Para este efeito, é registada a história completa do doente, para além do exame do pulso, da urina e das fezes. Considera-se que o estado de doença é o desequilíbrio entre os humores e, consequentemente, é administrado um tratamento.[6]

Sistema de medicina homeopática

Em comparação com outros sistemas tradicionais de medicina, a homeopatia é um sistema mais recente e foi desenvolvido no século XVIII por Samuel Hahnemann - um médico e químico alemão. Propôs que a própria causa da doença pudesse ser utilizada para o seu tratamento. Ele apresentou a lei das semelhanças que diz que "semelhante cura semelhante". Com este princípio, ele mostrou que a cinchona pode produzir os sintomas da malária. Compilou todas estas observações no que se chama "O organon da medicina".

No sistema homeopático, o tratamento não é especificado, mas a escolha do medicamento depende dos sintomas e do estado clínico do doente. Isto baseia-se no conceito de prova e provador. Numa pessoa saudável chamada provador, os sintomas criados por diferentes doses de extractos de medicamentos são anotados, o que é chamado de prova e se as alterações físicas, mentais e emocionais do provador são especificamente consideradas. Consequentemente, estes sintomas são comparados com os de um doente com sintomas semelhantes e, por conseguinte, é administrado o mesmo tipo de extrato para tratamento. Várias plantas medicinais utilizadas no sistema homeopático são Arnica, Belladona, Camomila, Colchicum, Hyocyamus, Ipecacuhna, Lycopodium, Opium, Ergot, Nux-vomica, etc.[6]

Sistema de medicina Siddha

O termo "Siddha" significa realização e os "Siddhars" eram personalidades santas, que atingiram a proficiência em medicina através da prática de Bhakti e Yoga. Trata-se do sistema do período pré-védico identificado com a cultura dravidiana e tem um carácter essencialmente terapêutico. Tal como a Ayurveda, este sistema acredita que todos os objectos do universo são constituídos por cinco elementos básicos: terra, água, céu, fogo e ar. A identificação dos factores causais da doença é feita através da leitura do pulso, da cor do corpo, do estudo da voz, do exame da urina, do estado do sistema digestivo e do exame da língua.[6]

Naturopatia e Yoga

A Naturopatia não é apenas um sistema de tratamento, mas também um modo de vida, que se baseia nas leis da natureza. É dada especial atenção aos hábitos alimentares e de vida, à adoção de medidas purificadoras, à utilização de hidroterapia, pacotes de lama, banhos, massagens, etc. O Yoga é uma ciência e também uma arte de vida saudável física, mental, moral e espiritualmente. O seu crescimento sistemático do nível animal para o normal e daí para a divindade, em última análise. Os oito componentes do Yoga são a contenção, a observância da austeridade, as posturas físicas, a contenção dos órgãos dos sentidos, os exercícios respiratórios, a contemplação, a meditação e o Samadhi.[6]

1.1.2 A medicina herbal hoje em dia

Atualmente, a medicina herbal acaba de aperfeiçoar segredos antigos e de os colocar no mercado. Muitas pessoas recorreram à medicina à base de plantas porque simplesmente ficaram desiludidas com a medicina tradicional ou com a cirurgia. Os remédios à base de plantas ainda são relativamente populares hoje em dia, principalmente devido ao facto de serem considerados inofensivos por serem naturais. Em vez de utilizarem uma planta inteira, os farmacologistas identificam, isolam, extraem e sintetizam componentes individuais, capturando assim os princípios activos. Para além dos princípios activos, as plantas contêm minerais, vitaminas, óleos voláteis, glicosídeos, alcalóides, bioflavonóides e outras substâncias que são importantes para apoiar as propriedades medicinais de uma determinada erva. Estes elementos também constituem uma salvaguarda natural importante. Os compostos activos isolados ou sintetizados podem tornar-se tóxicos em doses relativamente pequenas; normalmente é necessária uma quantidade muito maior de uma erva inteira, com todos os seus componentes, para atingir um nível tóxico. No entanto, as ervas são medicamentos e podem ter efeitos poderosos. A eficácia de muitas plantas medicinais foi validada por cientistas no estrangeiro, da Europa ao Oriente. Graças à tecnologia moderna, a ciência pode agora identificar algumas das propriedades e interacções específicas dos constituintes botânicos. Com esta documentação científica, sabemos agora porque é que certas ervas são eficazes contra certas doenças. No entanto, quase toda a investigação atual que valida a medicina à base de plantas foi realizada na Alemanha, Japão, China, Taiwan e Rússia. E, na maior parte dos casos, a Administração de Alimentos e Medicamentos dos Estados Unidos (FDA), que é responsável por licenciar todos os novos medicamentos (ou quaisquer substâncias para as quais se reivindiquem propriedades medicinais) para utilização nos Estados Unidos, não reconhece nem aceita as descobertas do outro lado do mar. Os médicos e as agências governamentais querem ver estudos científicos americanos antes de reconhecerem a eficácia de uma planta como medicamento. No entanto, apesar de estar a ser feita investigação substancial noutros países, as empresas farmacêuticas e os laboratórios nos Estados Unidos não optaram, até agora, por investir muito dinheiro ou recursos na investigação botânica. O resultado é que a medicina à base de plantas não tem a mesma importância ou nível de aceitação neste país que tem noutros países.[7]

1.1.3 Abordagem à descoberta de medicamentos a partir de plantas

Existem muitas abordagens para a procura de novos princípios biologicamente activos nas plantas superiores. Pode-se simplesmente procurar uma nova constituição química e esperar encontrar um biólogo que esteja disposto a testar cada substância com quaisquer testes farmacológicos disponíveis. Uma segunda abordagem consiste simplesmente em recolher todas as plantas prontamente disponíveis, preparar extractos e testar cada extrato para um (ou) mais tipos de atividade farmacológica. Este método de recolha aleatória e rastreio alargado é uma abordagem razoável que, eventualmente, deverá produzir medicamentos úteis, mas depende da disponibilidade de resultados adequados e de sistemas de bioensaios previsíveis apropriados.[4]

1.1.4 Vantagens dos medicamentos à base de plantas

Há uma série de vantagens associadas à utilização de medicamentos à base de plantas em vez de produtos farmacêuticos. Alguns exemplos são os seguintes:
Risco reduzido de efeitos secundários: A maioria dos medicamentos à base de plantas é bem tolerada pelo paciente, com menos consequências indesejadas do que os medicamentos farmacêuticos. As ervas têm normalmente menos efeitos secundários do que a medicina tradicional e podem ser mais seguras de utilizar ao longo do tempo.
Eficazes em doenças crónicas: Os medicamentos à base de plantas tendem a ser mais eficazes para problemas de saúde de longa data que não respondem bem à medicina tradicional. Um exemplo são as ervas e os remédios alternativos utilizados para tratar a artrite. O Vioxx, um conhecido medicamento de prescrição utilizado para tratar a artrite, foi retirado do mercado devido ao aumento do risco de complicações cardiovasculares. Os tratamentos alternativos para a artrite, por outro lado, têm poucos efeitos secundários. Esses tratamentos incluem mudanças na dieta, como a adição de ervas simples, a eliminação de vegetais da família das beladonas e a redução do consumo de açúcar branco.

Custo mais baixo: Outra vantagem da medicina herbal é o custo. As ervas custam muito menos do que os medicamentos sujeitos a receita médica. A investigação, os testes e a comercialização aumentam consideravelmente o custo dos medicamentos sujeitos a receita médica. As ervas tendem a ser mais baratas do que os medicamentos.

Disponibilidade generalizada: Outra vantagem dos medicamentos à base de plantas é a sua disponibilidade. As ervas estão disponíveis sem receita médica. É possível cultivar em casa algumas ervas simples, como a hortelã-pimenta e a camomila. Em algumas partes remotas do mundo, as ervas podem ser o único tratamento disponível para a maioria das pessoas.[4,7]

1.1.5 Comparação entre a medicina herbal e a medicina convencional

Os medicamentos convencionais têm um lado negativo; muitos podem causar efeitos secundários nocivos e servem apenas para atenuar os sintomas em vez de tratar o problema de raiz. Além disso, muitos medicamentos convencionais baseiam-se em compostos únicos aos quais as bactérias se tornam resistentes ao longo do tempo. Os remédios à base de plantas, por outro lado, são constituídos por compostos complexos que são difíceis de metabolizar e utilizar pelas bactérias para colonização. Os remédios naturais têm a vantagem de não serem tóxicos e de não terem efeitos secundários. São também eficazes no tratamento da doença, bem como da causa raiz da condição. Para além destas vantagens importantes, os medicamentos à base de plantas podem aumentar a imunidade e reforçar as defesas do organismo e a sua capacidade natural de combater a invasão de agentes patogénicos estranhos.

Muitas ervas, como o goldenseal e o alho, têm também propriedades antibióticas e antivirais naturais. O alcaçuz acalma a garganta, o gengibre previne a formação de coágulos sanguíneos e diminui o risco de doenças cardíacas e os chás de ervas ajudam a reduzir a tensão. Existem ervas que também podem tratar problemas respiratórios, gastrointestinais, neurológicos e sexuais. Em muitos casos, os remédios naturais à base de plantas podem até ajudar a gerir os efeitos secundários de tratamentos agressivos como a quimioterapia. Em suma, há muito a ganhar com a utilização de remédios naturais. Estes oferecem uma alternativa segura e natural à medicina convencional e são muitas vezes mais eficazes.[8]

1.1.6 Melhoradores de Permeação Natural (NPE)

Os NPE são uma classe comparativamente nova de potenciadores de penetração na indústria farmacêutica. Devido às suas vantagens, tais como o baixo custo e o melhor perfil de segurança, é necessário concentrar mais investigação neste domínio para desenvolver formulações transdérmicas estáveis que contenham potenciadores de permeação naturais (NPE) e que possam ser alargadas para produtos farmacêuticos transdérmicos comerciais[13] .

Papaína :

A papaína é isolada da Carica papaya. Trata-se de uma enzima cisteína protease vegetal endocítica[14] . A papaína, que é uma enzima proteolítica, foi estudada in vitro e in vivo na permeação da heparina de baixo peso molecular (HBPM). A administração combinada de HBPM e papaína foi considerada uma nova abordagem para melhorar a absorção da heparina administrada por via oral e, consequentemente, a sua biodisponibilidade[15] . Piperina A piperina é obtida a partir de frutos maduros de Piper nigrum e Piper longum[16] . A piperina foi investigada em relação à permeação in vitro do aceclofenac através da pele de cadáveres humanos, tendo sido utilizada a tecnologia de infravermelhos com transformada de Fourier para verificar o possível mecanismo a partir do qual os resultados obtidos mostraram que a piperina melhora a permeação transdérmica do aceclofenac através de um mecanismo bifásico que envolve a extração parcial do lípido da SC e a interação com a queratina da SC[17] .

Capsaicina:

A capsaicina é um dos principais alcalóides entre os capsaicinóides, produzido apenas nos frutos do género Capsicum, pertencentes à família das Solanáceas[18] .

ÓLEO ESSENCIAL:

O óleo essencial é um produto natural extraído de plantas aromáticas com uma mistura de vários compostos voláteis com cheiro aromático, consistindo principalmente em compostos como terpenos, terpenóides e fenilpropanóides. Podem ser aceites como uma alternativa natural aos potenciadores sintéticos da penetração cutânea devido à sua promissora atividade de potenciação da penetração.

Como potenciadores da penetração, os óleos essenciais ajudam na administração de compostos de fármacos na pele, interagindo com os lípidos intercelulares através de diferentes processos físicos, como o aumento da desordem, a separação de fases e a fluidização. Como são facilmente penetrados pela pele, também são facilmente excretados pelo corpo através da urina e das fezes. Assim, devido ao seu melhor perfil de segurança em comparação com outros potenciadores de penetração, a sua utilização está a aumentar[19-23]

Óleo de eucalipto :

O óleo de eucalipto pode ser obtido a partir de uma série de espécies da família Myrtaceae, como Eucalyptus citriodora, Eucalyptus dives, 7 Asian J Pharm Clin Res, Vol 10, Issue 9, 2017, 5-9 Das e Ahmed Eucalyptus globulus, Eucalyptus polybractea e Eucalyptus radiata. Por destilação a vapor das folhas de eucalipto, o seu óleo é extraído. O óleo de eucalipto foi sujeito a estudos de permeação em pele humana de espessura total e verificou-se que o óleo aumentou a permeação de clorexidina (2% [p/v]) na derme e na camada inferior da epiderme quando foi combinado com 70% (p/v) de álcool isopropílico e 10% (v/v) de óleo de eucalipto em comparação com a solução de clorexidina/álcool isopropílico isolada[25] .

Óleo de niaouli :

A extração do óleo de niaouli pode ser feita por destilação a vapor de galhos e folhas de Melaleuca quinquenervia, da família Myrtaceae. Os constituintes principais do óleo de niaouli eram 55-70% 1,8-cineol (óxido) e limoneno (monoterpeno), 7-15% a- pineno (monoterpeno), 2-6% s-pineno (monoterpeno) e 2-6% viridiflorol (sesquiterpeno). Foram efectuados estudos in vitro para determinar o efeito de reforço da permeação do óleo de niaouli a 10% (w/w) de concentração em propilenoglicol no fármaco modelo estradiol utilizando uma pele de rato sem pêlos. [26-29]

Óleo de funcho :

A extração do óleo de funcho pode ser feita a partir das sementes de Foeniculum vulgare, da família Umbelliferae. Em estudos de permeação, a penetração percutânea do cloridrato de trazodona foi reforçada pelo óleo de funcho, seguido do óleo de eucalipto, do óleo de citronela e do óleo de mentha. [28-31]

Cuminoil negro :

A extração do óleo de cominho preto é feita por destilação a vapor das sementes de Cuminum cyminum por destilação a vapor. O óleo de cominho preto mostrou um efeito de permeação relativamente maior para o fármaco carvedilol quando comparado com o óleo de cravo, o óleo de eucalipto, o óleo de tulsi, o ácido oleico, o Tween 80[32]

Óleo de terebintina :

O óleo de terebintina na taxa de permeação cutânea do flurbiprofeno mostrou um efeito aditivo quando foi adicionado a uma mistura optimizada de co-solvente de propilenoglicol e álcool isopropílico. A eficácia do óleo de terebintina foi investigada quanto à atividade de aumento da permeação de adesivos de matriz de diclofenac dimetilamina através da pele artificial na célula de difusão de Franz. Verificou-se que o óleo mostrou uma permeação crescente com o aumento da concentração de terebintina[8-12]

Ácido oleico

O ácido oleico e os compostos bioactivos presentes no azeite, como os tocoferóis e os fenóis, estão ligados à sensibilidade à insulina e à diabetes. O ácido oleico (ómega 9) é um tipo de AGMI presente no EVOO. Numerosos estudos relataram reduções na glicose em jejum e pós-prandial e nos níveis de HbA1c em indivíduos com uma dieta rica em MUFA versus uma dieta rica em PUFA e uma dieta rica em hidratos de carbono. Esta melhoria do controlo glicémico pode dever-se à redução da carga glicémica, à diminuição da secreção de insulina e ao aumento da sensibilidade à insulina.

O EVOO contém numerosos polifenóis. Estes parecem ser capazes de inibir a digestão e a absorção de hidratos de carbono, reduzindo subsequentemente a libertação ou a absorção de glicose nos tecidos periféricos. Outros estudos observaram reduções significativas nos níveis de HbA1c. Um estudo que avaliou a excreção de fenóis associada aos níveis de glicose em jejum num subgrupo de participantes do ensaio PREDIMED revelou uma associação inversa entre si.

Uma recente revisão sistemática e meta-análise avaliou as associações entre o consumo de azeite e a prevenção e gestão da DMT2. As intervenções com azeite de oliva resultaram em reduções significativas nos níveis de HbA1c em comparação com dietas com baixo teor de gordura. Foram observados resultados semelhantes quando se avaliaram os níveis de glucose no plasma em jejum. Ao comparar os indivíduos que seguiram uma intervenção com azeite em comparação com óleos ricos em PUFA e óleo de peixe, as reduções na glucose em jejum foram significativamente mais elevadas no grupo do azeite.

Os frutos secos são ricos em fitoesteróis, fibras, polifenóis, vitamina E e minerais como o potássio, o cálcio e o magnésio. O consumo de frutos secos (frutos de casca rija e amendoins) parece melhorar a sensibilidade à insulina. Os benefícios do consumo de frutos secos no controlo glicémico podem dever-se a uma diminuição do consumo de alimentos ricos em hidratos de carbono e ácidos gordos saturados. Isto pode reduzir a taxa de esvaziamento gástrico e a absorção de hidratos de carbono, pelo que o consumo de frutos secos pode alterar o índice glicémico dos alimentos consumidos em conjunto.

Os ácidos gordos (ou os seus sais) não ocorrem frequentemente como tal nos sistemas biológicos. Em vez disso, os ácidos gordos, como o ácido oleico, apresentam-se sob a forma de ésteres, normalmente triglicéridos, que são os materiais gordurosos de muitos óleos naturais. O ácido oleico é o ácido gordo monoinsaturado mais comum na natureza. Encontra-se nas gorduras (triglicéridos), nos fosfolípidos que formam as membranas, nos ésteres de colesterol e nos ésteres de cera.

Os triglicéridos de ácido oleico constituem a maior parte do azeite. O ácido oleico livre torna o azeite não comestível. Constitui também 59-75% do óleo de noz-pecã, 61% do óleo de canola, 36-67% do óleo de amendoim, 60% do óleo de macadâmia, 20-80% do óleo de girassol, 15-20% do óleo de grainha de uva, óleo de espinheiro marítimo, 40% do óleo de sésamo e 14% do óleo de papoila. Foram também desenvolvidas variantes com elevado teor de oleico de fontes vegetais como o óleo de girassol (~80%) e o óleo de canola (70%). Também compreende 22,18% das gorduras do fruto da espécie durião, Durio graveolens. O Karuka contém 52,39% de ácido oleico. Está abundantemente presente em muitas gorduras animais, constituindo 37 a 56% da gordura de frango e de peru e 44 a 47% da banha de porco.

1.2 INFLAMAÇÃO

A inflamação (latim, inflammare, incendiar) faz parte da complexa resposta biológica dos tecidos vasculares a estímulos nocivos, como agentes patogénicos, células danificadas ou irritantes. A inflamação é uma tentativa de proteção do organismo para eliminar os estímulos prejudiciais e iniciar o processo de cura. A inflamação não é sinónimo de infeção, mesmo nos casos em que a inflamação é causada por uma infeção. Embora a infeção seja causada por um microrganismo, a inflamação é uma das respostas do organismo ao agente patogénico. No entanto, a inflamação é uma resposta estereotipada e, por isso, é considerada um mecanismo de imunidade inata, em comparação com a imunidade adaptativa, que é específica para cada agente patogénico.[13]

Sem inflamação, as feridas e as infecções nunca sarariam. Do mesmo modo, a destruição progressiva dos tecidos comprometeria a sobrevivência do organismo. No entanto, a inflamação crónica pode também conduzir a uma série de doenças, como a febre dos fenos, a aterosclerose, a artrite reumatoide e até o cancro (por exemplo, o carcinoma da vesícula biliar). É por esta razão que a inflamação é normalmente regulada de perto pelo organismo. A inflamação pode ser classificada como aguda ou crónica. A inflamação aguda é a resposta inicial do organismo a estímulos nocivos e é conseguida através do aumento do movimento do plasma e dos leucócitos (especialmente granulócitos) do sangue para os tecidos lesionados. Uma cascata de eventos bioquímicos propaga e amadurece a resposta inflamatória, envolvendo o sistema vascular local, o sistema imunitário e várias células do tecido lesado. A inflamação prolongada, conhecida como inflamação crónica, leva a uma mudança progressiva no tipo de células presentes no local da inflamação e é caracterizada pela destruição e cicatrização simultâneas do tecido do processo inflamatório[13] .

Causas[14]

- Queimaduras
- Irritantes químicos
- Queimadura de frio
- Toxinas
- Infeção por agentes patogénicos
- Lesões físicas, contundentes ou penetrantes
- Reacções imunitárias devidas a hipersensibilidade
- Radiação ionizante
- Corpos estranhos, incluindo lascas, sujidade e detritos
- Trauma

Sinais cardinais

A inflamação aguda é um processo de curta duração, surgindo normalmente em poucos minutos ou horas e cessando com a remoção do estímulo lesivo.[14]

Caracteriza-se por cinco sinais cardinais: [15]

O acrónimo que pode ser utilizado para este efeito é "PRISH" para Dor, Vermelhidão, Imobilidade (perda de função), Inchaço e Calor.

Os nomes tradicionais dos sinais de inflamação provêm do latim:

- Dolor (dor)
- Calor (calor)
- Rubor (vermelhidão)
- Tumor (inchaço)
- Functio laesa (perda de função)

Os primeiros quatro (sinais clássicos) foram descritos por Celsus (cerca de 30 a.C.-38 d.C.),[16] enquanto a perda de função foi acrescentada mais tarde por Galeno[17] embora a atribuição seja contestada e a origem do quinto sinal também tenha sido atribuída a Thomas Sydenham[18] e Virchow. A vermelhidão e o calor devem-se ao aumento do fluxo sanguíneo no local inflamado à temperatura central do corpo; o inchaço é causado pela acumulação de líquido; a dor deve-se à libertação de substâncias químicas que estimulam as terminações nervosas. A perda de função tem várias causas.[15]

Estes cinco sinais aparecem quando a inflamação aguda ocorre na superfície do corpo, enquanto a inflamação aguda dos órgãos internos pode não resultar no conjunto completo. A dor só ocorre quando existem terminações nervosas sensoriais adequadas na área inflamada - por exemplo, a inflamação aguda do pulmão (pneumonia) não causa dor a menos que a inflamação envolva a pleura parietal, que tem terminações nervosas sensíveis à dor.[15]

1.2.1 Processo de inflamação aguda

O processo de inflamação aguda é iniciado por células já presentes em todos os tecidos, principalmente macrófagos residentes, células dendríticas, histiócitos, células de kupffer e mastócitos. Estas células têm presentes nas suas superfícies determinados receptores denominados receptores de reconhecimento de padrões (PRRs), que reconhecem moléculas amplamente partilhadas pelos agentes patogénicos mas distinguíveis das moléculas do hospedeiro, coletivamente designadas por padrões moleculares associados aos agentes patogénicos (PAMPs). No início de uma infeção, queimadura ou outras lesões, estas células são activadas (um dos seus PRRs reconhece um PAMP) e libertam mediadores inflamatórios responsáveis pelos sinais clínicos de inflamação. A vasodilatação e o consequente aumento do fluxo sanguíneo causam a vermelhidão (rubor) e o aumento do calor (calor). O aumento da permeabilidade dos vasos sanguíneos resulta numa exsudação (fuga) de proteínas plasmáticas e fluido para o tecido (edema), que se manifesta como inchaço (tumor). Alguns dos mediadores libertados, como a bradicinina, aumentam a sensibilidade à dor (hiperalgesia, dor). As moléculas mediadoras também alteram os vasos sanguíneos para permitir a migração de leucócitos, principalmente neutrófilos, para fora dos vasos sanguíneos (extravasamento) para o tecido. Os neutrófilos migram ao longo de um gradiente quimiotático criado pelas células locais para atingir o local da lesão.[14] A perda de função (functio laesa) é provavelmente o resultado de um reflexo neurológico em resposta à dor.

Para além dos mediadores derivados das células, vários sistemas bioquímicos acelulares em cascata, constituídos por proteínas plasmáticas pré-formadas, actuam em paralelo para iniciar e propagar a resposta inflamatória. Estes incluem o sistema do complemento ativado por bactérias e os sistemas de coagulação e fibrinólise activados por necrose, por exemplo, uma queimadura ou um traumatismo. A resposta inflamatória aguda requer uma estimulação constante para ser sustentada. Os mediadores inflamatórios têm meias-vidas curtas e são rapidamente degradados no tecido. Por isso, a inflamação aguda cessa assim que o estímulo é removido.[14]

Ciclo-oxigenase (COX)

A COX é uma enzima responsável pela formação de importantes mediadores biológicos denominados prostanóides, incluindo prostaglandinas, prostaciclina e tromboxano. A inibição farmacológica da COX pode proporcionar alívio dos sintomas de inflamação e dor. Os anti-inflamatórios não esteróides, como a aspirina e o ibuprofeno, exercem os seus efeitos através da inibição da COX.

A COX converte o ácido araquidónico (AA, um PUFA ω-6) em prostaglandina H $_2$(PGH$_2$), o precursor dos prostanóides da série 2. A enzima contém dois locais activos: um heme com atividade peroxidase, responsável pela redução de PGG$_2$ a PGH$_2$, e um local de ciclo-oxigenase, onde o ácido araquidónico é convertido no endoperóxido hidroperoxi da prostaglandina G$_2$ (PGG$_2$). A reação processa-se através da abstração de átomos de H do ácido araquidónico por um radical de tirosina gerado pelo sítio ativo da peroxidase. Duas moléculas de O$_2$ reagem então com o radical do ácido araquidónico, produzindo PGG$_2$.

Atualmente, são conhecidas três isoenzimas COX: A COX-3 é uma variante da COX-1, que retém o intrão um e tem uma mutação de deslocamento de quadro; por isso, alguns preferem o nome COX-1b ou variante da COX-1 (COX-1v). Os principais inibidores da COX são os anti-inflamatórios não esteróides (AINE).

Os inibidores clássicos da COX não são selectivos e inibem todos os tipos de COX. A inibição da síntese de prostaglandinas e tromboxanos daí resultante tem como efeito a redução da inflamação, bem como efeitos antipiréticos, antitrombóticos e analgésicos.

A seletividade para a COX-2 é a principal caraterística do celecoxib, do rofecoxib e de outros membros desta classe de medicamentos. Uma vez que a COX-2 é normalmente específica do tecido inflamado, a irritação gástrica associada aos inibidores da COX-2 é muito menor, com um risco reduzido de ulceração péptica.

Um inibidor natural da COX, que é obtido a partir de fontes naturais, também não é geralmente seletivo e inibe todos os tipos de COX. Um grande número de estudos revelou que as plantas medicinais com potentes acções anti-inflamatórias são chamadas inibidoras naturais da COX e que os cogumelos, como o Maitake, são capazes de inibir parcialmente a COX-1 e a COX-2.[14]

1.2.2 Componente exsudativo

A componente exsudativa envolve o movimento do fluido plasmático, que contém proteínas importantes como a fibrina e as imunoglobulinas (anticorpos), para o tecido inflamado. Este movimento é conseguido através da dilatação induzida quimicamente e do aumento da permeabilidade dos vasos sanguíneos, o que resulta numa perda líquida de plasma sanguíneo. O aumento da acumulação de líquido no tecido provoca o seu inchaço (edema). Este fluido extravasado é canalizado pelos linfáticos para os gânglios linfáticos regionais, levando as bactérias para iniciar a fase de reconhecimento e ataque do sistema imunitário adaptativo.[14]

1.2.3 Alterações vasculares

A inflamação aguda caracteriza-se por alterações vasculares acentuadas, incluindo vasodilatação, aumento da permeabilidade e abrandamento do fluxo sanguíneo, que são induzidas pela ação de vários mediadores inflamatórios. A vasodilatação ocorre primeiro ao nível das arteríolas, progredindo até ao nível dos capilares, e provoca um aumento líquido da quantidade de sangue presente, causando a vermelhidão e o calor da inflamação. O aumento da permeabilidade dos vasos resulta no movimento do plasma para os tecidos, com a consequente estase devido ao aumento da concentração de células no sangue - uma condição caracterizada por vasos dilatados repletos de células. A estase permite que os leucócitos marginem (se desloquem) ao longo do endotélio, um processo crítico para o seu recrutamento para os tecidos. O fluxo normal de sangue impede que isso aconteça, uma vez que a força de cisalhamento ao longo da periferia dos vasos move as células do sangue para o meio do vaso.[15]

1.2.4 Sistemas de cascata de plasma

O sistema do complemento, quando ativado, resulta numa maior remoção dos agentes patogénicos através da opsonização e da fagocitose.
O sistema das cininas gera proteínas capazes de sustentar a vasodilatação e outros efeitos físicos inflamatórios.
O sistema de coagulação ou cascata de coagulação que forma uma rede de proteínas protectoras sobre os locais de lesão.
O sistema de fibrinólise, que actua em oposição ao sistema de coagulação, para contrabalançar a coagulação e gerar vários outros mediadores inflamatórios.[15]

1.2.5 Componente celular

O componente celular envolve os leucócitos, que normalmente residem no sangue e têm de se deslocar para o tecido inflamado através de extravasamento para ajudar na inflamação. Alguns actuam como fagócitos, ingerindo bactérias, vírus e detritos celulares. Outros libertam grânulos enzimáticos que danificam os invasores patogénicos. Os leucócitos também libertam mediadores inflamatórios que desenvolvem e mantêm a resposta inflamatória. De um modo geral, a inflamação aguda é mediada por granulócitos, enquanto a inflamação crónica é mediada por células mononucleares, como os monócitos e os linfócitos.[15]

1.2.6 Extravasamento de leucócitos

Vários leucócitos estão criticamente envolvidos no início e na manutenção da inflamação. Estas células têm de ser capazes de chegar ao local da lesão a partir da sua localização habitual no sangue, pelo que existem mecanismos para recrutar e direcionar os leucócitos para o local adequado. O processo de movimento dos leucócitos do sangue para os tecidos através dos vasos sanguíneos é conhecido como extravasamento e pode ser dividido numa série de etapas: [14-15]

Localização e recrutamento de leucócitos para o endotélio local no sítio da inflamação - envolvendo marginação e adesão às células endoteliais: O recrutamento de leucócitos é mediado por receptores. Os produtos da inflamação, como a histamina, promovem a expressão imediata da P-selectina nas superfícies das células endoteliais. Este recetor liga-se fracamente a ligandos de hidratos de carbono nas superfícies dos leucócitos e faz com que estes "rolem" ao longo da superfície endotelial à medida que as ligações são feitas e quebradas. As citocinas das células lesadas induzem a expressão da E-selectina nas células endoteliais, que funciona de forma semelhante à P-selectina. As citocinas também induzem a expressão de ligandos de integrina nas células endoteliais, o que torna os leucócitos ainda mais lentos. Estes leucócitos fracamente ligados são livres de se separarem se não forem activados por quimiocinas produzidas no tecido lesionado. A ativação aumenta a afinidade dos receptores de integrina ligados aos ligandos na superfície da célula endotelial, ligando firmemente os leucócitos ao endotélio.

Migração através do endotélio, conhecida como transmigração, através do processo de diapedese: Os gradientes de quimiocinas estimulam os leucócitos aderentes a moverem-se entre as células endoteliais e a passarem a membrana basal para os tecidos.

Movimento de leucócitos no interior do tecido através de quimiotaxia: Os leucócitos que atingem o interstício do tecido ligam-se a proteínas da matriz extracelular através de integrinas expressas e CD44 para evitar a sua perda do local. Os quimioatractores fazem com que os leucócitos se desloquem ao longo de um gradiente quimiotático em direção à fonte de inflamação.

1.2.7 Padrões morfológicos da inflamação

Os padrões específicos de inflamação aguda e crónica são observados durante situações particulares que surgem no corpo, como quando a inflamação ocorre numa superfície epitelial ou quando estão envolvidas bactérias piogénicas.

Inflamação granulomatosa: Caracterizada pela formação de granulomas, é o resultado de um número limitado mas diversificado de doenças, que incluem, entre outras, a tuberculose, a lepra, a sarcoidose e a sífilis.

Inflamação fibrinosa: A inflamação que resulta num grande aumento da permeabilidade vascular permite a passagem de fibrina através dos vasos sanguíneos. Se estiver presente um estímulo pró-coagulante adequado, como as células cancerosas, é depositado um exsudado fibrinoso. Este fenómeno é frequentemente observado em cavidades serosas, onde a conversão do exsudado fibrinoso numa cicatriz pode ocorrer entre membranas serosas, limitando a sua função.

Inflamação purulenta: Inflamação que resulta numa grande quantidade de pus, que consiste em neutrófilos, células mortas e líquido. A infeção por bactérias piogénicas, como os estafilococos, é caraterística deste tipo de inflamação. As grandes colecções localizadas de pus, rodeadas pelos tecidos circundantes, são designadas por abcessos.

Inflamação serosa: Caracterizada pela efusão abundante de fluido seroso não viscoso, normalmente produzido pelas células mesoteliais das membranas serosas, mas que pode ser derivado do plasma sanguíneo. As bolhas cutâneas exemplificam este padrão de inflamação.

Inflamação ulcerativa: A inflamação que ocorre perto de um epitélio pode resultar na perda necrótica de tecido da superfície, expondo as camadas inferiores. A escavação subsequente no epitélio é conhecida como úlcera.[14]

1.2.8 Doenças inflamatórias

As anomalias inflamatórias constituem um grande grupo de perturbações que estão na base de uma grande variedade de doenças humanas. O sistema imunitário está frequentemente envolvido em perturbações inflamatórias, o que é demonstrado tanto nas reacções alérgicas como em algumas miopatias, sendo que muitas perturbações do sistema imunitário resultam em inflamação anormal. As doenças não imunes com origem etiológica em processos inflamatórios incluem o cancro, a aterosclerose e a doença cardíaca isquémica.

Uma grande variedade de proteínas está envolvida na inflamação, e qualquer uma delas está sujeita a uma mutação genética que prejudica ou desregula a função e expressão normais dessa proteína.[14]

Exemplos de doenças associadas à inflamação incluem:

- Acne vulgar

- Asma

- Doenças auto-imunes

- Doença celíaca

- Prostatite crónica

- Glomerulonefrite

- Hipersensibilidades

- Doenças inflamatórias do intestino

- Doença inflamatória pélvica

- Lesão de reperfusão

- Artrite reumatoide

- Sarcoidose

- Rejeição do transplante

- Vasculite

- Cistite intersticial

1.2.9 Resolução da inflamação

A resposta inflamatória deve ser ativamente interrompida quando já não é necessária para evitar danos desnecessários nos tecidos.[14] Se isso não for feito, o resultado é uma inflamação crónica e a destruição celular. A resolução da inflamação ocorre por diferentes mecanismos em diferentes tecidos. Os mecanismos que servem para acabar com a inflamação incluem: [14, 19]

Meia-vida curta dos mediadores inflamatórios in vivo. Produção e libertação do fator de crescimento transformador (TGF) beta dos macrófagos[20-22]

Produção e libertação de Interleucina 10 (IL-10)[23] Produção de lipoxinas anti-inflamatórias[24]

Desregulação de moléculas pró-inflamatórias, como os leucotrienos

Regulação positiva de moléculas anti-inflamatórias, como o antagonista do recetor da interleucina 1 ou o recetor solúvel do fator de necrose tumoral (TNFR)

Apoptose de células pró-inflamatórias[25] Dessensibilização de receptores

Aumento da sobrevivência das células em regiões de inflamação devido à sua interação com a matriz extracelular (ECM)[26-27]

Desregulação da atividade do recetor por concentrações elevadas de ligandos

A clivagem das quimiocinas pelas metaloproteinases da matriz (MMPs) pode levar à produção de factores anti-inflamatórios.[26]

1.2.10 O exercício físico como tratamento da inflamação

A atividade física regular parece diminuir os marcadores de inflamação[28-30] embora a correlação seja imperfeita e pareça revelar resultados diferentes consoante a intensidade do treino. Por exemplo, embora as medições de base dos marcadores inflamatórios circulantes não pareçam diferir muito entre adultos saudáveis treinados e não treinados, o treino crónico a longo prazo pode ajudar a reduzir a inflamação crónica de baixo grau.[31-33] Por outro lado, os níveis de marcadores inflamatórios (IL-6) permaneceram elevados durante mais tempo no período de recuperação após uma sessão aguda de exercício em pacientes com doenças inflamatórias, em comparação com a recuperação de controlos saudáveis. É possível que o treino de baixa intensidade possa reduzir os marcadores pró-inflamatórios em repouso (PCR, IL-6), enquanto o treino de intensidade moderada tem benefícios anti-inflamatórios mais ligeiros e menos estabelecidos.[34-35] Existe uma forte relação entre o exercício exaustivo e a inflamação crónica de baixo grau. A corrida de maratona pode aumentar os níveis de IL-6 até 100 vezes acima do normal e aumenta a contagem total de leucócitos e a mobilização de neutrófilos. Como tal, as pessoas que procuram o exercício como meio de tratar os outros factores subjacentes à inflamação crónica podem desejar equilibrar o seu protocolo de exercício com sessões de treino de baixa intensidade, ao mesmo tempo que se esforçam por evitar o excesso de esforço crónico.[36.,37]

1.2.11 Plantas medicinais como agentes anti-inflamatórios

Ananas comosus (L.) Merr. (Bromeliaceae)

O Ananas comosus (L.) Merril (ananás) tem sido utilizado como planta medicinal em várias culturas nativas e o seu principal princípio ativo, a bromelaína, é conhecido quimicamente desde 1876. Bromelaína é um nome geral para uma família de compostos proteolíticos sulfidrilo obtidos de Ananas comosus L. O componente principal da bromelaína é uma fração proteolítica sulfidrilo. Contém também peroxidase, fosfatase ácida, vários inibidores de proteases e cálcio originalmente ligado. Foram detectados oito componentes básicos proteoliticamente activos no caule. A bromelaína parece ter tanto acções directas como indirectas envolvendo outros sistemas enzimáticos que exercem o seu efeito anti-inflamatório. Inibe a dor inflamatória em ratos de uma forma dependente da dose. Reduz a dor e a inflamação associadas à cirurgia, à artrite, aos traumatismos ou às lesões desportivas. A bromelaína foi a mais potente das nove substâncias anti-inflamatórias testadas em ratos experimentais. A bromelaína interfere na cascata do ácido araquidónico, impedindo a formação de eicosanóides pró-inflamatórios. Os anti-inflamatórios não esteróides inibem a COX, que é necessária para a síntese de duas prostaglandinas, resultando numa diminuição das prostaglandinas pró e anti-inflamatórias. Foi demonstrado que a bromelaína inibe as prostaglandinas, embora a sua ação seja significativamente mais fraca. A bromelaína demonstrou reduzir o edema, acelerar a cicatrização e diminuir a dor e a inflamação após a cirurgia em ensaios clínicos.[38]

Boswellia serrata Roxb. (Burseraceae)

A Boswellia serrata Roxb tem sido utilizada tradicionalmente na medicina ayurvédica indiana e é bem conhecida pela sua atividade anti-inflamatória. A goma resinosa da casca é conhecida como guggulu na Ayurveda e é também utilizada na fitomedicina moderna. F o i relatado que é um poderoso agente anti-inflamatório sem a ulceração ou irritação observada nos medicamentos anti-inflamatórios não esteróides. Foi demonstrado que a Bosewellia possui efeitos sedativos, analgésicos, anti-inflamatórios e anticancerígenos. A resina obtida da planta é recomendada para a artrite reumatoide, a osteoartrite, a fibromiosite e a espondilite. Os doentes tratados com Bosewellia registaram uma diminuição da dor no joelho, do inchaço das articulações e um aumento da flexão do joelho e da distância percorrida a pé. Foram isolados da B. serrata quatro ácidos triterpénicos pentacíclicos, incluindo o composto bioativo ácido β-boswelico, que interfere com a biossíntese de leucotrienos. É um inibidor específico e dependente da dose da 5-lipoxigenase, do ácido 5-eicosatetraenóico e do leucotrieno B4. Estes mediadores químicos da inflamação estão implicados na patogénese de inúmeras doenças, incluindo a asma, a artrite, a colite e o cancro. A Bosewellia inibe a elastase leucocitária humana (HLE) em condições in vitro. Foram desenvolvidos medicamentos inibidores da HLE para o tratamento da asma, enfisema e fibrose quística. Descobriu-se que os ácidos boswelicos são inibidores mais potentes das topoisomerases-I e II-α humanas do que os agentes quimioterapêuticos que actuam em grande parte por inibição destas enzimas. O mecanismo de ação do ácido beta-boswélico foi recentemente descrito. O extrato de B. serrata pode diminuir a degradação dos glicosaminoglicanos, o que mantém as cartilagens em melhores condições, impedindo assim a progressão da osteoartrite.[39]

Callophyllum inophyllum L. e Mesua ferrea L. (Clusiaceae)

A Callophyllum inophyllum L. e a Mesua ferrea L. têm sido vulgarmente utilizadas para o tratamento de reumatismo, doenças de pele, disenteria e hemorragias nas hemorróidas. Toda a planta é medicinal e contém compostos como xantonas, triterpenos, cumarinas e glucósidos. Verificou-se que as xantonas de Callophyllum e Mesua produzem uma atividade anti-inflamatória significativa em ratos normais e adrenalectomizados, tanto por via intra-peritoneal como oral. Normalmente, os agentes anti-inflamatórios em uso clínico apresentam propriedades analgésicas e antipiréticas, juntamente com ulcerogenicidade e comprometimento da coagulação sanguínea como efeitos secundários. Mas as xantonas de C. inophyllum e

A M. ferrea não possuía tais propriedades e, portanto, aponta para a possibilidade de desenvolver medicamentos anti-inflamatórios de uso futuro.[40]

Calotropis gigantea (L.) R. Br. (Asclepiadaceae)

A Calotropis gigantea (L.) R. Br. é uma planta medicinal importante, em que todas as partes da planta, incluindo a secreção leitosa, têm sido consideradas como tendo várias utilizações medicinais. Tem-se afirmado que é útil no tratamento de doenças da pele e na cicatrização de feridas e úlceras. O extrato metanólico das folhas de Calotropis gigantea revelou a atividade anti-inflamatória em ratos experimentais utilizando o teste do edema da pata. Os efeitos anti-inflamatórios do extrato aquoso das folhas e do látex de C. procera foram relatados anteriormente.[41]

Calotropis procera (Ak.) R.Br. (Asclepiadaceae)

A Calotropis procera (Ait) R Br. é uma planta medicinal bem conhecida no sistema de medicina tradicional da Índia. É utilizada no tratamento de doenças de pele, reumatismo e dores. Foi relatado que possui actividades anti-inflamatórias, analgésicas e antipiréticas fracas. O látex foi relatado como sendo tão potente como o medicamento anti-inflamatório padrão fenilbutazona na inibição da resposta inflamatória induzida por diferentes agentes inflamatórios em modelos agudos e crónicos. Foi relatada a atividade anti-inflamatória do látex de C. procera e do seu extrato metanólico contra vários mediadores inflamatórios, bem como no fluxo de leucócitos induzido por carragenina no modelo de edema da pata de rato.[41]

Camellia sinensis (L.) Kuntze (Theaceae)

A Camellia sinensis (L.) Kuntze é uma das bebidas mais consumidas em todo o mundo. A atividade farmacológica comprovada dos extractos de chá verde é atribuída ao seu elevado teor de polifenóis/catequinas, principalmente epigalocatequina-3-galato (EGCG). Foi relatado o efeito potencial do chá verde na artrite induzida por colagénio tipo II em ratos. O efeito anti-inflamatório dos polifenóis do chá verde reflectiu-se numa inibição acentuada dos mediadores inflamatórios como a COX 2, o interferão-γ e o TNF-α nas articulações artríticas. Os estudos histopatológicos revelaram uma redução dos marcadores bioquímicos correlacionada com a redução acentuada da inflamação na sinóvia. Estudos demonstraram que a maioria dos efeitos dos extractos de chá verde são imitados pelo seu polifenol constituinte, o EGCG. Outros estudos mostraram que a EGCG inibiu o fator de transcrição, o fator nuclear-kappa-B (NF-κ B) em conjunto com as citocinas pró-inflamatórias IL-1β-inducible nitric oxide synthase (Inos) e COX 2, resultando na redução do óxido nítrico e da prostaglandina E2 (PGE2)

in vitro.[41-47]

1.3 SISTEMA DE ADMINISTRAÇÃO TÓPICA DE MEDICAMENTOS

As preparações tópicas são utilizadas para efeitos localizados no local da sua aplicação em virtude da penetração do fármaco nas camadas subjacentes da pele ou das membranas mucosas. A principal vantagem do sistema de administração tópica é o facto de contornar o metabolismo de primeira passagem. Evitar o s riscos e inconvenientes da terapêutica intravenosa e as diferentes condições de absorção, como as alterações de pH, a presença de enzimas e o tempo de esvaziamento gástrico, são outras vantagens das preparações tópicas. As formulações semi-sólidas, em toda a sua diversidade, dominam o sistema de administração tópica, mas estão a ser utilizadas espumas, sprays, pós medicamentosos, soluções e até sistemas adesivos medicamentosos. O sistema de administração tópica de medicamentos é geralmente utilizado quando os outros sistemas de administração de medicamentos falham ou é principalmente utilizado no controlo da dor, na contraceção e na incontinência urinária[48.]

A administração tópica inclui dois tipos básicos de produtos:

Produtos tópicos externos que são espalhados, pulverizados ou de outra forma dispersos nos tecidos cutâneos para cobrir a área afetada.

Produtos tópicos internos que são aplicados na membrana mucosa por via oral, vaginal ou nos tecidos anorrectais para atividade local[49] .

Na sua maioria, as preparações tópicas são utilizadas para efeitos localizados no local da sua aplicação, em virtude da penetração do fármaco nas camadas subjacentes da pele ou das membranas mucosas. Embora possa ocorrer alguma absorção involuntária de fármacos, trata-se de quantidades subterapêuticas e, em geral, de uma preocupação menor[50] .

1.3.1 Vantagens dos sistemas de administração tópica de medicamentos:[51-52]

Evitar o metabolismo de primeira passagem. Cómodo e fácil de aplicar.

Evitar os riscos e os inconvenientes da terapia intravenosa e das diferentes condições de absorção, como as alterações de pH, a presença de enzimas, o tempo de esvaziamento gástrico, etc.

Obtenção de eficácia com uma dose diária total de medicamento mais baixa através da administração contínua de medicamento. Evita a flutuação dos níveis do fármaco e as variações inter e intra-doentes. Possibilidade de interromper facilmente os medicamentos, quando necessário.

Uma área de aplicação relativamente grande em comparação com a cavidade bucal ou nasal Capacidade de administrar o medicamento de forma mais selectiva num local específico.

Evitar a incompatibilidade gastro-intestinal.

Proporcionar a utilização de medicamentos com meia-vida biológica curta e janela terapêutica estreita.

Melhorar a resposta fisiológica e farmacológica. Melhorar a adesão do paciente.

Proporcionar a possibilidade de auto-medicação.

Desvantagens dos sistemas de administração tópica de medicamentos:[53-54]

Pode ocorrer irritação cutânea ou dermatite de contacto devido ao medicamento e/ou aos excipientes. Fraca permeabilidade de alguns medicamentos através da pele.

Possibilidade de reacções alergénicas.

Pode ser utilizado apenas para fármacos que requerem uma concentração plasmática muito pequena para atuar

As enzimas da epiderme podem desnaturar os medicamentos

Fármacos com partículas de maior dimensão que não são fáceis de absorver através da pele

1.3.2 Classificação dos sistemas **de administração tópica de medicamentos**: 54

Classificação dos sistemas de administração tópica de medicamentos com base no estado físico
(A) Sólido:
• Pó
• Aerossol
• Gesso (B)Líquido:
• Loção
• Linimento
• Solução
• Emulsão
• Suspensão
• Aerossol

1.3.3 Pele

(c) Semi-sólido:
• Pomada
• Creme
• Colar
• Gel
• Geleia
• Supositório
A administração de fármacos na pele é uma terapia eficaz e direccionada para doenças dermatológicas locais. Esta via de administração de fármacos ganhou popularidade porque evita os efeitos de primeira passagem, a irritação gastrointestinal (GI) e a degradação metabólica associada à administração oral. As formulações tópicas constituem um sistema adequado de administração de fármacos porque são menos gordurosas e podem ser facilmente removidas da

pele. Atualmente, a investigação extensiva tem considerado que a via tópica é um local possível para a administração sistémica e localizada de fármacos.[55]

Para a administração tópica de medicamentos, a principal barreira é a pele. Para compreender o conceito de sistema de administração tópica de fármacos, é importante rever as características estruturais e bioquímicas da pele humana e as características que contribuem para a função de barreira e para a taxa de acesso do fármaco ao organismo através da pele.

Anatomia e fisiologia da pele

A pele humana tem, em média, 0,5 mm a 2 mm e é composta por quatro camadas principais: o estrato córneo, a epiderme viável, a derme e o tecido subcutâneo (Fig.1.2).

O estrato córneo é altamente hidrofóbico e contém 10-15 camadas de corneócitos interdigitados, que são constantemente eliminados e renovados. A sua organização pode ser o modelo "tijolo e argamassa", em que o lípido extracelular representa 10% do peso seco desta camada e os 90% são proteínas intracelulares (principalmente queratina).[56,57]

O estrato córneo carece de fosfolípidos, mas é enriquecido em ceramidas e lípidos neutros (colesterol, ácidos gordos, ésteres de colesterilo) que estão dispostos em forma de bicamada e formam os chamados "canais lipídicos". Os lípidos da barreira são estritamente controlados e qualquer dano na pele resulta em processos sintéticos activos para os restaurar. A função de barreira da pele parece depender da proporção específica de vários lípidos.

Devido à sua estrutura altamente organizada, o estrato córneo é uma barreira de permeabilidade a materiais externos e é considerado o fator limitador da taxa de penetração de agentes terapêuticos através da pele. A capacidade de vários agentes interagirem com o lípido intercelular determina, por conseguinte, o grau de aumento da absorção.

Epiderme:

A epiderme viável é constituída por várias camadas de queratinócitos em diferentes estádios de diferenciação. A camada basal contém células em divisão ativa, que migram para cima para formar sucessivamente as camadas espinhosa, granulosa e clara. Durante este processo, as células perdem gradualmente os seus núcleos e sofrem alterações na sua composição. O papel da epiderme viável na função de barreira da pele está principalmente relacionado com os canais lipídicos intercelulares e com vários fenómenos de partição. Dependendo da sua solubilidade, os fármacos podem dividir-se de camada para camada depois de se difundirem através do estrato córneo. Várias outras células (por exemplo, melanócitos, células de Langerhans, células T dendríticas e linfócitos epidermotrópicos) também estão espalhadas pela epiderme viável, que também contém uma variedade de enzimas catabólicas activas (por exemplo, esterases, fosfatases, proteases, nucleótidos e lipases).

Derme e hipoderme

A derme é, em grande parte, uma camada rica em vasos sanguíneos, vasos linfáticos e terminações nervosas. Uma extensa rede de capilares dérmicos liga-se à circulação sistémica, com uma ramificação horizontal considerável a partir das arteríolas e vénulas na derme papilar para formar plexos e fornecer capilares aos folículos pilosos e às glândulas. Os vasos linfáticos dérmicos ajudam a drenar o excesso de fluido extracelular e a limpar materiais antigénicos.

A elasticidade da derme é atribuída a uma rede de fibras proteicas, incluindo o colagénio (tipo 1 e 3) e a elastina, que se encontram embebidas numa substância fundamental amorfa de glicosaminoglicanos. A derme também contém fibroblastos, macrófagos, mastócitos e leucócitos dispersos. Os folículos pilosos, as glândulas sebáceas e as glândulas sudoríparas encontram-se na derme e no subcutâneo e podem servir como vias específicas adicionais, embora bastante limitadas, para a absorção de medicamentos.[58]

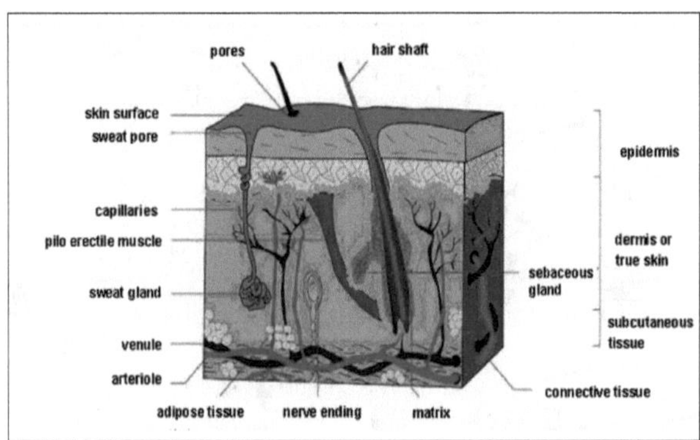

Figura 1.2: Estrutura da pele

1.3.4 Mecanismo de administração tópica

Quando um sistema farmacológico é aplicado topicamente, o fármaco difunde-se do seu veículo para os tecidos superficiais da pele. Existem três portais potenciais de entrada: através da região folicular, através dos ductos sudoríparos ou através do estrato córneo intacto entre estes apêndices. Existem poucas provas convincentes de que as glândulas sudoríparas écrinas desempenham um papel significativo na permeabilidade cutânea. O material pode entrar nos ductos e até mesmo nas glândulas, mas parece não haver penetração dessas áreas para a derme.

No caso das substâncias absorvidas pela via transepidérmica, a penetração é bastante rápida, embora mais lenta do que a absorção pelo trato intestinal, e é quase sempre acompanhada por algum grau de penetração pilossebácea. Para as substâncias que são absorvidas por ambas as vias, a via transepidérmica é o principal portal de entrada devido à superfície total de absorção relativamente pequena oferecida pelas unidades pilossebáceas. A epiderme apresenta uma área de superfície 100 a 1000 vezes maior do que as outras vias de absorção. Os apêndices, as glândulas sudoríparas e os folículos pilosos estão espalhados pela pele em número variável, mas são comparativamente escassos; a sua área total de secção transversal situa-se provavelmente entre 0,1 e 1,0% da área da pele.

Uma vez que uma substância atravessa o estrato córneo, aparentemente não há mais nenhum obstáculo significativo à penetração das restantes camadas epidérmicas e do córneo; há uma entrada imediata na circulação através dos capilares. O gradiente de concentração termina essencialmente na camada dérmica no início da circulação. A circulação sistémica funciona como um reservatório ou "sumidouro" para o fármaco. Uma vez na circulação geral, o fármaco é diluído e distribuído rapidamente com pouca acumulação sistémica (Fig.1.2).

A difusão através da camada córnea é um processo passivo. Existem poucas evidências que suportem sistemas especializados de transporte ativo para as células do estrato córneo. O processo passivo é afetado apenas pela substância que está a ser absorvida, pelo meio em que a substância está dispersa e pelas condições ambientais. Por outro lado, a absorção percutânea é um processo mais complicado, em que a difusão epidérmica constitui a primeira fase e a eliminação da derme a segunda. Esta última depende do fluxo sanguíneo efetivo, do movimento do fluido intersticial, dos linfáticos e talvez de outros factores que se combinam com os constituintes dérmicos.[59]

1.3.5 Físico-química da absorção percutânea

Existem poucas provas que sugiram a existência de processos activos envolvidos na permeação cutânea, pelo que o processo de transporte subjacente é controlado por uma simples difusão passiva. As leis de difusão de Fick podem ser utilizadas para analisar dados de permeação e podem ser utilizadas de forma predicativa. A primeira lei de Fick é utilizada para descrever a difusão em estado estacionário e pode ser definida como

$$J = DK\Delta C / h \quad (1)$$

Em que J é o fluxo por unidade de área, D é o coeficiente de difusão na pele, K é o coeficiente de partição pele-veículo, ΔC é a diferença de concentração através da pele e h é o comprimento do trajeto difusional.

Em circunstâncias normais, a concentração aplicada (C_{APP}) é muito maior do que a concentração sob a pele e a equação 1 é frequentemente simplificada para:

$$J = Kp_* \, C_{APP} \quad (2)$$

Onde Kp é um coeficiente de permeabilidade (= KD/h) e é uma constante de velocidade heterogénea com as unidades cm/h. Como se verá, é muitas vezes difícil separar K e D e a sua magnitude calculada dependerá de "h" que não pode ser estimado com exatidão, uma vez que é a tortuosidade dos canais intracelulares, que é imprecisa[58].

1.3.6 Absorção de medicamentos

A absorção percutânea de fármacos a partir de formulações tópicas envolve a libertação do fármaco da formulação e a permeação através da pele para atingir o tecido-alvo. A libertação do fármaco a partir da preparação tópica depende das propriedades físico-químicas do veículo e do fármaco utilizado. A fim de aumentar a libertação do fármaco e a permeação cutânea, foram estudados métodos como a seleção de um veículo adequado, a coadministração de um potenciador químico e a iontoforese[55].

Existem muitos sistemas dermatológicos tradicionais valiosos que se aplicam topicamente, por exemplo, preparações semi-sólidas (por exemplo, creme, pomada) e preparações líquidas, etc., que têm um problema considerável na entrega do medicamento através da pele, é a impermeabilidade, a baixa biodisponibilidade e apenas uma pequena percentagem do material ativo chega ao local alvo.

Esta situação pode ser melhorada através do desenvolvimento de uma nova formulação dermatológica que seja muito mais eficiente e eficaz do que o sistema tópico tradicional. Atualmente, têm sido extensivamente investigados diferentes sistemas de transporte para a administração tópica de fármacos, tais como lipossomas, niosomas, transferossomas, etosomas, nanopartículas lipídicas sólidas e microemulsão, etc.

1.3.7 Critérios físico-químicos para a formulação tópica

Estabilidade dos ingredientes activos Estabilidade do adjuvante
Propriedades reológicas - consistência, extrudibilidade Perda de água e outros
componentes voláteis Mudanças de fase - homogeneidade, separação de fases
Tamanho das partículas e distribuição do tamanho das partículas
pH aparente
Contaminação por partículas.[59]

1.3.8 Propriedades ideais da formulação tópica

Atinge uma concentração no tecido-alvo que é suficiente para produzir a
resposta farmacológica desejada
De preferência não tóxicos
Deixa a pele numa forma inativa (como um metabolito)[60]

1.3.9 Abordagens vesiculares para sistemas de administração tópica[59]

São utilizados vários sistemas vesiculares para aumentar o transporte de
medicamentos através da pele. São os seguintes:

1.3.12 Gel tópico

A administração tópica de medicamentos é um sistema de administração
localizada de medicamentos em qualquer parte do corpo através das vias
oftálmica, rectal, vaginal e cutânea. A pele é um dos órgãos do corpo humano
mais facilmente acessíveis para administração tópica e é a principal via do
sistema de administração tópica de medicamentos. A pele de um adulto médio
cobre uma superfície de aproximadamente 2 m^2 e recebe cerca de um terço do
sangue que circula pelo corpo. Sabe-se que uma superfície média da pele
humana contém, em média, 40-70 folículos pilosos e 200-300 condutas de suor
em cada centímetro quadrado da pele. Embora a pele tenha sido dividida
histologicamente em estrato córneo, epiderme viva e derme, coletivamente pode
ser considerada um laminado de barreira, a permeação deste laminado pode
ocorrer por difusão:
Penetração transcelular (através das células) Penetração intracelular (entre as
células)

Penetração transapendicular (através dos folículos pilosos, glândulas sudoríparas e sebáceas).

Uma miríade de produtos medicamentosos é aplicada na pele ou na membrana mucosa facilmente acessível que, de alguma forma, aumentam ou restauram uma função fundamental da pele ou modulam farmacologicamente uma ação nos tecidos sublinhados. Estes produtos são designados por produtos tópicos ou dermatológicos.[87]

Abordagem racional das formulações tópicas

A formulação tópica pode ser utilizada para manipular a função de barreira da pele, por exemplo, os antibióticos e antibacterianos tópicos ajudam uma barreira danificada a evitar infecções, os agentes de proteção solar e a camada córnea protegem os tecidos viáveis de

A radiação U.V. e as preparações emolientes restauram a flexibilidade de uma camada córnea dessecada. Para o tratamento dos apêndices cutâneos, por exemplo, antitranspirantes, esfoliantes e depilatórios devem ser administrados nos apêndices cutâneos. Administração de medicamentos para tratamento sistemático, por exemplo, os sistemas terapêuticos transdérmicos proporcionam uma terapia sistémica para o enjoo, a angina e a hipertensão. Os géis estão a tornar-se mais populares devido à facilidade de aplicação e à melhor absorção percutânea. O termo "Gel" foi introduzido no final de 1800 para designar alguns materiais semi-sólidos de acordo com critérios farmacológicos e não moleculares.[88-90]

A USP define os géis como um sistema semi-sólido que consiste numa dispersão constituída por pequenas partículas inorgânicas ou por grandes moléculas orgânicas envolvidas e interpenetradas por um líquido. As partículas inorgânicas formam uma estrutura tridimensional do tipo "castelo de cartas". Os géis consistem num sistema de duas fases em que as partículas inorgânicas não estão dissolvidas, mas apenas dispersas na fase contínua, e as grandes partículas orgânicas estão dissolvidas na fase contínua, enroladas aleatoriamente nas cadeias flexíveis.

Classificação

Os géis são classificados principalmente por dois métodos baseados em:

a) Natureza da fase coloidal

Géis inorgânicos Géis orgânicos

b) Com base na natureza do solvente

Géis aquosos Géis não aquosos

Substâncias formadoras de gel

Os polímeros são utilizados para dar a rede estrutural, que é essencial para a preparação de géis. Os polímeros formadores de gel são classificados da seguinte forma:

Polímero natural

Proteínas: Colagénio, Gelatina

Polissacáridos: Ágar, ácido alginato, carageenano de sódio ou potássio, tragacanto, pectina, goma de guar, cássia tora, xantana, goma gelatinosa

Polímeros semi-sintéticos

Derivados da celulose: Carboximetilcelulose, metilcelulose, hidroxipropilcelulose, hidroxipropil (metilcelulose), hidroxietilcelulose.

Polímeros sintéticos

Carbómero: Carbopol 940, Carbopol 934 Poloxâmero
Poliacrilamida Álcool polivinílico
Polietileno e seus co-polímeros **Substâncias inorgânicas** Hidróxido de alumínio Besitonite

Tensioactivos

Álcool cebrotearílico Brij - 96

Vantagens

A administração tópica de fármacos, a fim de obter uma administração cutânea e percutânea óptima, ganhou recentemente importância devido a várias vantagens: Podem evitar dificuldades de absorção gastrointestinal dos medicamentos causadas pelo pH gastrointestinal e pela atividade enzimática e interação dos medicamentos com alimentos e bebidas.

Podem substituir a administração oral de medicamentos quando essa via não é adequada. Para evitar o efeito de primeira passagem, ou seja, a passagem inicial da substância medicamentosa através da circulação sistémica e portal após a absorção gastrointestinal, possivelmente evitando a desativação por enzimas digestivas e hepáticas.

São menos gordurosos e podem ser facilmente removidos da pele.

Rentável e redução das doses em comparação com as formas de dosagem oral. Efeito localizado com efeitos secundários mínimos.[91-93]

Mecanismo de absorção de medicamentos[93]

A taxa de permeação através de várias camadas de tecidos da pele no decurso da aplicação tópica pode ser expressa matematicamente como

$dQ / dt = Ps (Cd - Cr)$

em que dQ / dt = taxa de permeação através das várias camadas. Cd = concentração do fármaco na fase doadora. Cr = concentração do fármaco na fase recetora. Ps = coeficiente de permeabilidade dos tecidos da pele.

A concentração na circulação sistémica que penetra sob a forma de forma farmacológica ativa, como por exemplo

Ps = KcDs / hs

Em que Kc = coeficiente de partição das moléculas do penetrante.

hs = espessura total dos tecidos da pele.

Ds = difusividade aparente para a difusão em estado estacionário de moles penetrantes.

Se Cd >>> Cr então a equação escreve-se como :

dq / dt = PsC

1.4 PERFIL DA INSTALAÇÃO

A planta Sarcostemma, pertencente à família Asclepiadaceae, é geralmente uma erva, um arbusto ou raramente uma árvore, com látex leitoso ou, menos frequentemente, transparente. As folhas são simples, opostas ou ocasionalmente espiraladas, muito raramente alternas, geralmente sem estípulas evidentes, com margem quase sempre inteira. Inflorescências terminais, axilares ou extra-axilares, cimosas, muitas vezes condensadas e em forma de umbela, ocasionalmente um bósquio racemelike. As flores são bissexuais, 5-merosas, actinomorfas. Sépalas unidas apenas na base, frequentemente com 5 ou mais glândulas basais nos seios. Corola simpétala, reflexa a urceolada ou salveriforme; lóbulos valvulados ou sobrepostos em botão para a direita ou para a esquerda. Corona geralmente presente, inserida na corola, nos estames ou em ambos. Estames cinco, geralmente inseridos na base do tubo da corola e aderindo à cabeça do estigma para formar o ginostégio; filamentos geralmente conectados para formar um tubo que envolve os ovários; anteras 4-células (Periplocoideae e Secamonoideae) ou 2-células (Asclepiadoideae), muitas vezes com um apêndice apical membranoso; tétrades de pólen contidas frouxamente num tradutor espatulado com um corpúsculo basal (Periplocoideae), ou pólen unido em polínias cerosas, cada uma ligada através de um caudículo (talo) ao retináculo (glândula) entre anteras adjacentes para formar um polinário, polínias 2 (Asclepiadoideae) ou 4 (Secamonoideae) por polinário. Ovários dois, livres, superiores; óvulos numerosos. Estilos conatos; cabeça do estigma carnuda. Fruto com um ou dois folículos. Sementes numerosas, fortemente comprimidas, com coma (um tufo basal proeminente de pêlos sedosos). Número de cromossomas x = (8-)11 (ou 12). Cerca de 250 géneros e mais de 2000 espécies: muito frequentes nas regiões tropicais e subtropicais, especialmente em África e no sul da América do Sul, com uma representação moderada no norte e sudeste da Ásia; 44 géneros (quatro endémicos) e 270 espécies (153 endémicas) na China. Algumas autoridades incluem esta família nas Apocynaceae. Os géneros 1-6 são por vezes colocados numa família separada, a Periplocaceae, aqui considerada como uma subfamília, Periplocoideae. Os géneros 7-10 pertencem às Secamonoideae e os restantes géneros às Asclepiadoideae. Muitos taxa chineses são conhecidos apenas a partir de material seco, por vezes mal preservado, e é provável que o estudo de material vivo ou preservado por espíritos possa levar a uma reavaliação da taxonomia de alguns destes taxa endémicos.

Todas as partes da planta, especialmente as sementes e o látex, são frequentemente venenosas. Contêm vários alcalóides e glicosídeos, muitos dos quais são utilizados na medicina e como insecticidas. Algumas espécies suculentas (por exemplo, Stapelia gigantia N. E. Brown, Orbea pulchella (Masson) L. C. Leach e O. variegata (Linnaeus) Haworth) são cultivadas por coleccionadores especializados na China.[94]

1.4.1 Sarcostemma

Sarcostemma é um género de pelo menos 35 espécies de plantas da família Asclepiadaceae. São geralmente conhecidas como trepadeiras ou arbustos cáusticos. Encontram-se em toda a África e na Ásia tropical, na Austrália e em partes da América do Norte. Estas plantas são arbustos de floração perene com trepadeiras ou lianas. Estão frequentemente adaptadas ao calor e/ou às condições desérticas. As folhas são reduzidas a escamas, de vida curta, pelo que a planta fica frequentemente sem folhas e faz fotossíntese nos tecidos dos caules verdes. Os caules macios estão cheios de látex branco leitoso que é venenoso e cáustico em algumas espécies. As flores têm um anel de tecido espesso na base que se estende em apêndices esféricos ocos dentro da corola da flor.

A taxonomia deste grupo é controversa. As Sarcostemma estão amplamente distribuídas pelo Velho Mundo subtropical e tropical em África, Índia e Malásia. Várias espécies deste grupo estão listadas como ervas daninhas invasoras e são melhor cultivadas em vasos com uma estrutura trepadeira, onde podem ser mantidas sob controlo. A seiva leitosa é tóxica e a Sarcostemma australe (Caustic Vine) provoca bolhas na pele em contacto. Algumas espécies podem conter substâncias com valor medicinal.[95]

1.4.2 As espécies do género Sacrastemma incluem:

- Sarcostemma acidum
- Sarcostemma angustissima
- Sarcostemma australe - videira cáustica
- Sarcostemma brevipedicellatum
- Sarcostemma cynanchoides
- Sarcostemma clausum - trepadeira de fio branco
- Sarcostemma decorsei
- Sarcostemma esculentum
- Sarcostemma hirtellum - erva-leiteira peluda
- Sarcostemma membranaceum
- Sarcostemma mulanjense
- Sarcostemma socotranum
- Sarcostemma viminale Planta de Rapunzel.

Funastrum (Sarcostemma) cynanchoides (Trepadeira): Amplamente distribuída pelo sul dos EUA, da Florida à Califórnia, normalmente entrelaçando-se em arbustos, cercas e outros suportes. As pétalas branco-esverdeadas a cor-de-rosa são franjadas com pêlos brancos, mas os caules e as folhas lanceoladas a em forma de coração são lisas. As flores são seguidas por pares de vagens cheias de sementes com para-quedas de seda. Esta planta é atractiva para as abelhas, borboletas e pássaros, mas pode ser uma planta daninha invasora em algumas zonas. .

Funastrum (Sarcostemma) hirtellum Schlechter 1914 (erva-leiteira peluda): Planta trepadeira muito comum no deserto inferior do sudoeste dos EUA e do noroeste do México. As pétalas brancas são franjadas com pêlos brancos e os caules retorcidos e as folhas esparsas lanceoladas são pubescentes. Pode ser uma erva daninha invasora, que inunda outra vegetação.

Sarcostemma vanlessenii Lavranos 1974: : Esta espécie do Quénia e do Norte da Tanzânia tem caules estreitos até um oitavo de polegada de diâmetro. Num local ensolarado, os cachos de pequenas flores rosadas a acastanhadas são produzidos livremente durante o verão.

Sarcostemma viminale R. Brown 1810: Uma espécie robusta distribuída na África Tropical e Austral. Os caules fotossintéticos, sem folhas, com um diâmetro de até um quarto de polegada, tendem a explorar e a arrastar-se pelo ambiente, enraizando-se à medida que avançam, mas podem ser confinados à pegada de um vaso de plantas com uma estrutura de escalada e alguma criatividade na tecelagem de cestos. As flores de cor creme são docemente perfumadas. Pode ser uma planta daninha invasora.

Sarcostemma brevistigma: Planta trepadeira sem folhas da Índia Oriental, com um caule fraco, que se sustenta trepando, enroscando-se ou rastejando ao longo de uma superfície; o seu sumo leitoso azedo era antigamente utilizado para fazer uma bebida intoxicante. A erva é muito utilizada pela população rural e tribal na cura de várias doenças (fig.1.7).[96]

1.4.3 Sarcostemma brevistigma Wight & Arnott

Asclepias acida Roxburgh, Fl. Ind. ed. 1832, 2: 31. 1832; Sarcostemma acidum (Roxburgh) Voigt, Hort. Suburb. Calcutt. 542. 1845,. pertencente à família Asclepiadaceae. Caule com 2-5 mm de diâmetro, glabro, articulações com 10-20 cm de comprimento, folhas reduzidas a escamas, de vida curta, pelo que a planta é muitas vezes desprovida de folhas, arbustos sem folhas, rastejantes ou com articulações entrelaçadas, com ramos pendentes, flores em umbelas terminais sésseis e com muitas flores; pedúnculos com 6-8 mm de comprimento, delgados, pubescentes, brácteas minúsculas, lanceoladas,Cálice dividido até à base ou quase, com glândulas no interior, segmentos com 1,25 mm de comprimento, ovado-oblongos, subagudos, com margens membranosas.,Corola campanulada, branco-esverdeado pálido, dividida quase até à base, lóbulos com 5 mm de comprimento, ovado-oblongos, subagudos, coroa externa crenadamente 10-lobada na margem, lóbulos da coroa interna espessos, carnudos, obtusos, mais compridos do que a coluna estaminada quase escondendo a antera. Coluna estaminal muito curta, massas polínicas cerosas, comprimidas, clavadas, ligeiramente curvadas, ligadas por um caudículo muito curto aos suportes polínicos. Ápice estilar muito pouco cónico ou rombo. Folículos 10-12,5 por 0,8 cm, lanceolados, afilados em ambas as extremidades, rectos, ligeiramente divergentes quando dois juntos. Sementes 5 por 3 mm, ovadas, achatadas, coma com 2 cm de comprimento.S. brevistigma planta trepadeira da Índia Oriental, sem folhas, com um caule fraco que se sustenta trepando, enroscando-se ou rastejando ao longo de uma superfície; o seu sumo leitoso azedo era antigamente utilizado para fazer uma bebida intoxicante.

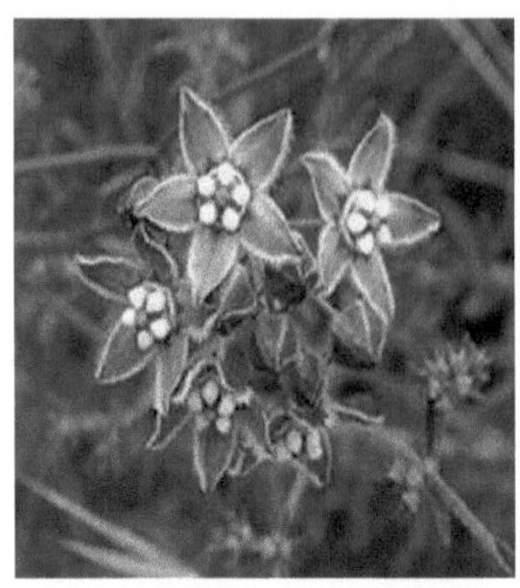

Sarcostemma cynanchoide

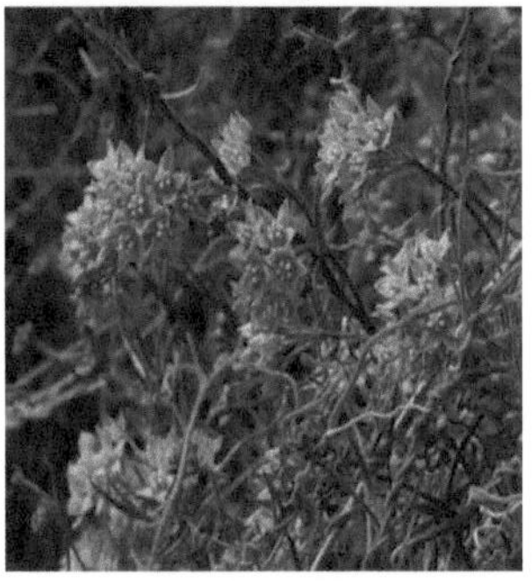

Sarcostemma hirtellum

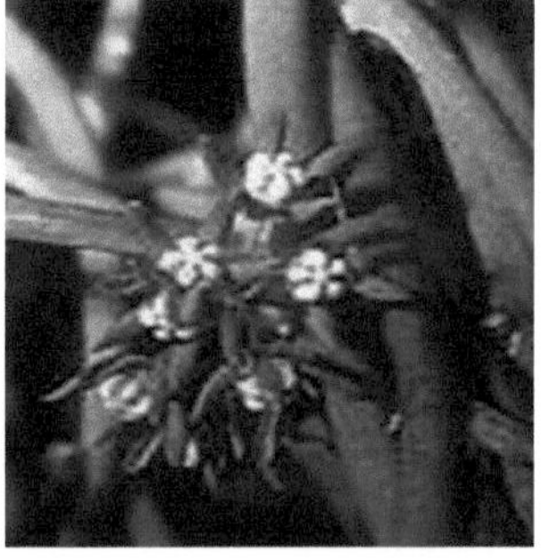

Sarcostemma vanlessenii

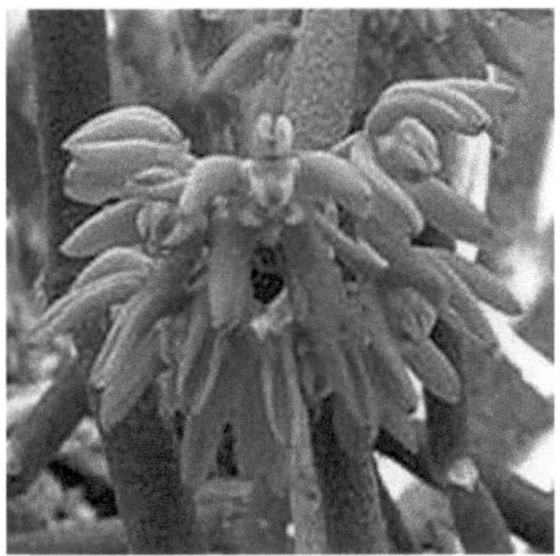

Sarcostemma viminale

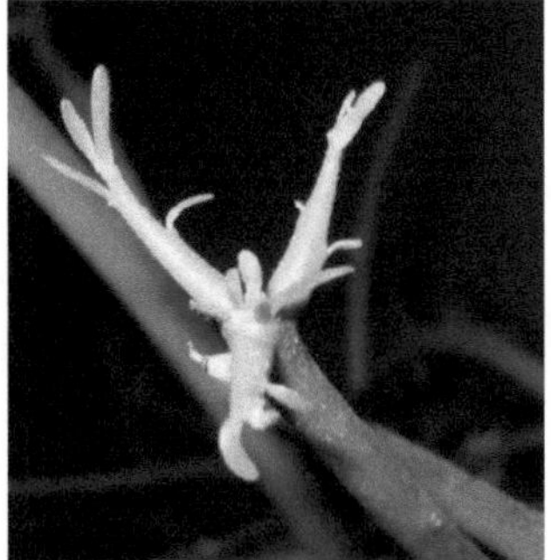

Sarcostemma acidum

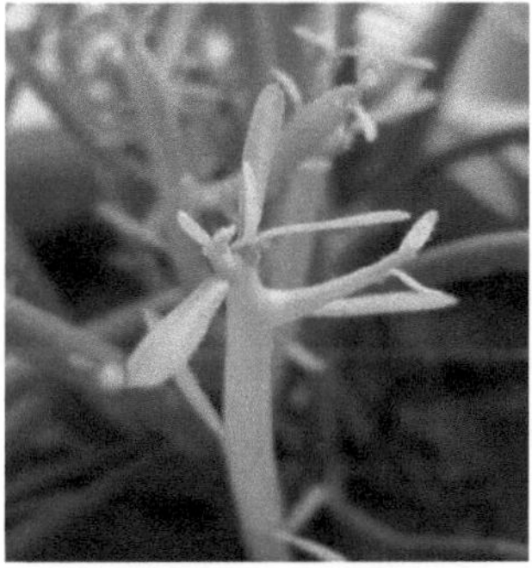

Sarcostemma acidum
Figura 1.7: Espécies do Sacrastemm

Com base num instrumento de perguntas abertas bem concebido, um estudo efectuado na região central de Madhya Pradesh, Índia, enumera várias utilidades tradicionais e etnomedicinais da planta. Concluiu-se que a erva somlata (nome comum) era utilizada em várias doenças, como asma, inchaço, febre e constipação, dispepsia, inflamação, infeção e problemas gástricos, etc.

Nome comum: Somavalli, haoma, soma.

Sinónimos :

Bengala:Soma, Somlata

Bombaim:Lama, Soma

Canarês: Brahmi, Hambukalli, Somaballi,

Somalate, vasukanti Inglês:Moon Creeper, planta da lua, Sour Creeper

Guzerati:Somvel

Hindi:Somlata

Koya:Kadujemudu

Malaio :Somam, somavallari, Somavalli, Vayastha

Marathi:Ransher, Ransheryel, Somyel

Mundari:Kulatoa

Porebunder: Chirodi Sandhiavelm, Thoravel

Sânscrito:Chandravallari, Dhanurlata, Dvijapriya, gulmavalli, Indulekha, Mahagulma, Padmakashtha, Soma, Somakshiri, Somalata, Somhara, Somavalli, Somavallika, Yajnaga, Yajnashreshtha, Yajnavalli

Sind: Thorinjal Cingalês:Muwakiriya

Tamil:Kodikkalli, Somam

Telugu:Kondapala, Padmakashtamu, Pullajemudu, Pollatige, Somlata, Tigejemudu, Pullangi tiga

Uriya: Borohwi, Notasiju, Somolota

Origem geográfica: Cerca de 250 géneros e mais de 2000 espécies: de Asclepiadaceae, difundidas em regiões tropicais e subtropicais, especialmente em África e no sul da América do Sul, com uma representação moderada no norte e sudeste da Ásia; 44 géneros (quatro endémicos) e 270 espécies (153 endémicas) na China.S. bevistigma distribuída em várias partes da Índia, encontra-se em locais rochosos secos em Bihar, Bengala, Konkan, Deccan, Tamil Nadu, Maharashtra, Kerala, Chota Nagpur, Birmânia, N. Circars e Carnatic.[97,98]

Sarcostemma acidum como um Soma indiano :

A literatura védica sustenta que a Soma era uma planta sagrada, cujo sumo (Soma-Rasa) era considerado como a bebida divina oferecida aos Deuses, contemplada com eficácia medicinal, utilizada como restaurador natural da saúde que torna o consumidor desperto e alerta. De facto, o Rig Veda descreve como se preparava a maravilhosa bebida: as plantas secas de Soma eram humedecidas com água para as fazer inchar de novo e esmagadas com pilões. Depois de filtrado através de um fino pano de lã, o sumo inebriante amareloacastanhado era bebido pelos sacerdotes védicos nos seus ritos sacrificiais. Os efeitos, tal como se depreendem das imagens poéticas dos hinos, eram claramente aquilo a que hoje chamaríamos alucinogénios ou psicadélicos. A Soma é conhecida pela maioria dos leitores como o estimulante, euforizante e alucinogénio do romance Admirável Mundo Novo de Aldous Huxley. Poucas pessoas sabem que a planta Soma existe de facto e tem sido usada como narcótico desde os tempos das primeiras civilizações da Índia. Na mitologia da Índia Antiga, Soma, o irmão de Indra, era o doador de saúde, coragem, vida longa, um sentido de imortalidade e quase todas as outras virtudes conhecidas. Como narcótico, pensa-se que a Soma teve origem na cordilheira Hindu Kush, no nordeste do Afeganistão.

Também não há provas de que o Sarcostemma tenha propriedades psicoactivas, particularmente do tipo implícito em hinos védicos como aquele que fala do sacerdote que absorve o Soma divino e tem o poder de voar para além dos limites do céu e da terra e de se sentir suficientemente forte para pegar na própria terra e movê-la para onde quiser. No entanto, nas práticas tântricas hindus modernas no estado meridional de Kerala, a Soma é uma quantidade diferente. No livro "Agni by Frits Stall", descreve-se que o nome botânico da Soma é "Sarcostemma brevistigma". É uma trepadeira que se encontra normalmente nos Ghats Ocidentais do Sul da Índia. O caule é utilizado para fazer a Somarasa em muitas yagas em Kerala. O rei de Kollengode, um antigo principado de Kerala, é obrigado a fornecer os caules de soma para as yagas.

A Sarcostemma brevistigma é atualmente utilizada na Índia com o nome de soma, tal como várias outras plantas, incluindo espécies de Ephedra. Pode ser que todas estas plantas sejam substitutas, ou é bem possível que Sarcostemma brevistigma seja a planta soma da antiguidade. É necessário efetuar uma análise química exaustiva desta última para determinar a presença de um narcótico intoxicante. Sabe-se que o caule seco é um emético na medicina indiana, mas é necessário conhecer o látex leitoso fresco. Num volume intitulado Medicinal, Economic, and Useful Plants of India (Plantas medicinais, económicas e úteis da Índia), de Sudhir Kumar Das, o prefácio refere que os "usos terapêuticos dos materiais vegetais foram citados a partir de registos das descobertas feitas ao longo dos tempos pelos farmacêuticos ayurvédicos hindus". Neste compêndio de fontes antigas, Sarcostemma brevistigma é listada com a seguinte nota: "Erva. O sumo da planta é intoxicante e purificador do sangue." Esta evidência é apenas circunstancial, mas muito intrigante.[99]

1.4.4 Componentes activos

Estudos fitoquímicos revelaram a presença de Bergenina, Brevina, Brevinina, Sarcogenina, Sarcobiose e Flavonóides (Obeai et al 1985). As partes aéreas de Sarcostemma acidum revelaram vários glicosídeos pregnânicos que são diglicosídeos e triglicosídeos. Alguns glicosídeos pregnânicos importantes são:- Sarcogenina (triglicosídeo), Brevobiose (dissacarídeo), Sarcobiose (dissacarídeo não redutor), Tigmobiose (dissacarídeo não redutor), Brevina (triglicosídeo), Brevinina (diglicosídeo de éster pregnânico)

Brevina: A brevina é um triglicosídeo éster pregnano isolado dos galhos secos de Sarcostemma brevistigma. As suas propriedades químicas e espectroscópicas foram consistentes com a estrutura 11-O-benzoil-sarcogenina-3-O-α-L-diginopiranosil (1 → 4)-O-α- L-diginopiranosil(1 → 4)-O-α-L-diginopiranosídeo.

Sarcobiose: É um dissacárido não redutor, isolado do ramo seco de Sarcostemma acidum. A sua estrutura foi estabelecida como 3,4-anidro-2,6-dideoxi- β-D-lixo-hexopiranosil 6-desoxi-3-O-metil-β-D-alo-piranosídeo.

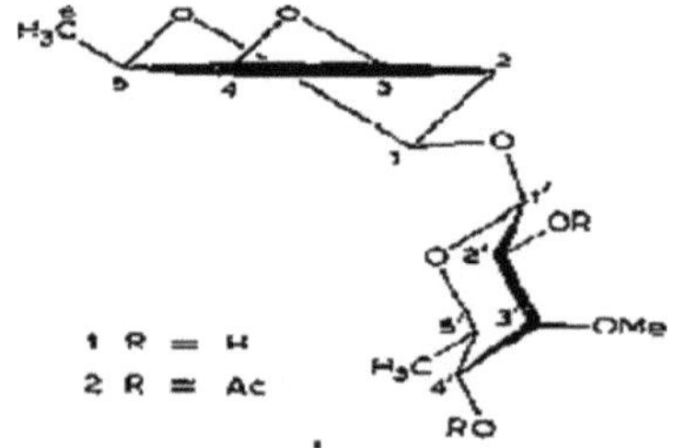

Figura 1.9: Estrutura química da Sarcobiose

Brevobiose: É um dissacárido, isolado do ramo de Sarcostemma acidum. A sua estrutura foi estabelecida como 4-O-(6-deoxi-2-O-metil-β-D-allopyranosyl)-D-boivinose.

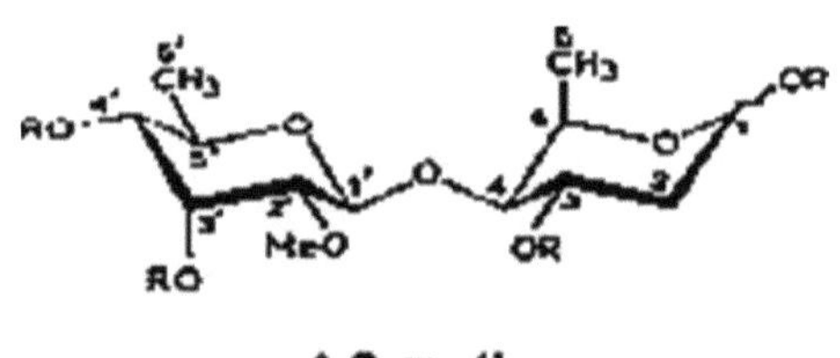

Figura 1.10: Estrutura química da brevobiose

Tigmobiose: É um dissacárido não redutor, isolado dos ramos secos de Sarcostemma acidum. A estrutura foi estabelecida como 2,6-dideoxi-β-D-ribo-hexopiranosil 2,6-dideoxi-β-D-ribo-hexopiranosídeo (β-D-digitoxopiranosil β-D- digitoxopiranosídeo).

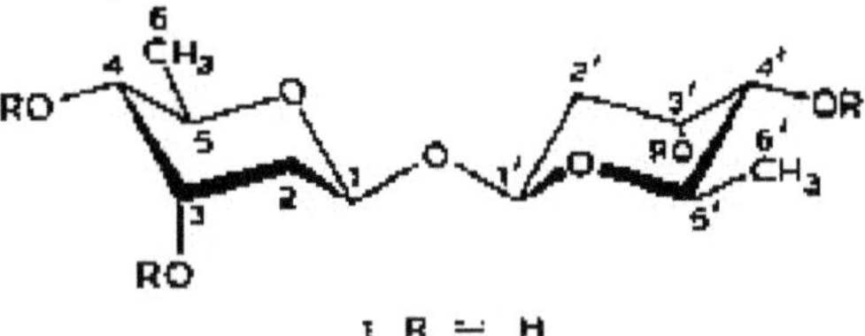

Figura 1.11: Estrutura química da Tigmobiose

Sarcogenina : É uma pregnano genina, isolada de Sarcostemma acidum e foi caracterizada como 13β,8β,11α,14 β,17 β -hexahydropregn-5en-20-one.

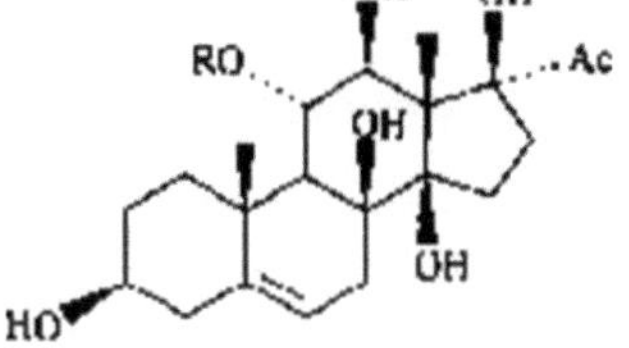

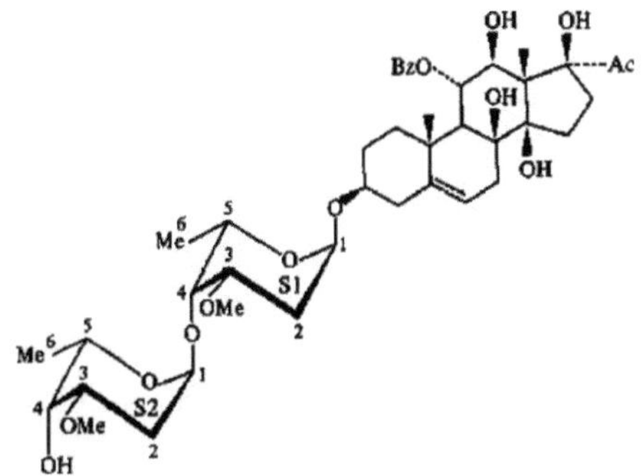

Figura 1.12: Estrutura química da Sarcogenina

Brevinina: É um diglicosídeo éster de pregnano, isolado dos galhos secos de Sarcostemma breoisrigma e foi caracterizado como 11-O-benzoil-sarcogenina-3-O-α-L-diginopiranosil(1→4)-α-L-diginopiranosídeo.
Os seus dados químicos e espectroscópicos são consistentes com a estrutura -

Figura 1.13: Estrutura química da brevinina

41

Bergenina : É um glicósido do ácido tri-hidroxibenzóico. É o C-glicosídeo do ácido 4-O-metil gálico. Possui um derivado O-desmetilado chamado norbergenina.

A estrutura química da bergenina é: (2R,3S,4S,4aR,10bS)-3,4,8,10-tetrahidroxi-2-(hidroximetil)-9-metoxi-3,4,4a,10b- tetrahidro-2H-pirano[3,2-c]isocromen-6-ona. A bergenina tem várias actividades como anti-inflamatória (T.Swarnalakshmi et al.1984), redutor de febre, obesidade e atividade hepatoprotectora (Xuan QIN et al 2010). Descongestiona as vias respiratórias e estimula a secreção brônquica, liquefaz o muco e melhora a expetoração, reforçando o sistema imunitário contra todos os tipos de constipação. Mas ainda é necessário investigar a planta Sarcostemma acidum.

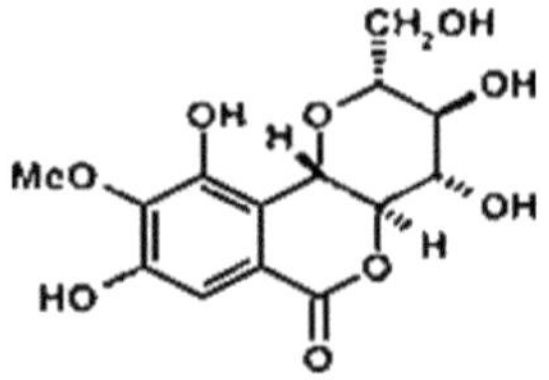

Figura 1.14: Estrutura química da Bergenina

Hidratos de carbono : **A** planta também contém hidratos de carbono, nomeadamente açúcares livres, polissacáridos solúveis em água, amido, pectinas, gomas e mucilagens, hemiceluloses e celulose. Uma série homóloga de ésteres de ácido alcanóico (C_2 -C_5) de germanicol foi isolada do extrato metanólico de Sarcostemma acidum.

As espécies de plantas Sarcostemma são fontes potenciais de hidrocarbonetos. Foi efectuada uma seleção em grande escala de plantas que crescem nos Ghats Ocidentais, Tamil Nadu, Índia, para avaliar a produção de hidrocarbonetos e o tipo de composto(s) de isopreno presente(s). Sarcostemma brevistigma apresentou a maior concentração de hidrocarbonetos com 3,6% (trans-poliisopreno). O dissacariditol, sarcidumitol, foi isolado da fração solúvel em água do extrato de etanol a 95% da planta Sarcostemma acidum

Quatro lignanos, sacidumlignanos A-D :

Quatro lignanos, sacidumlignanos A-D (Fig. 1.15) As estruturas e a configuração relativa destes novos compostos foram elucidadas com base em dados espectroscópicos e químicos, especialmente técnicas de RMN 2D. O sacidumlignano D foi designado como um lignano tetra-hidrofurano rearranjado com um esqueleto sem precedentes. O sacidumlignano A apresentou actividades antimicrobianas moderadas contra duas bactérias Gram-positivas in vitro. O taraxasterol, o multiflorenol e o bauerenol foram também isolados pela primeira vez do género Sarcostemma acidum[100-105] .

1.4.5. Ação farmacológica

Foi relatado que Sarcostemma acidum possui um forte conjunto de várias acções farmacológicas, tais como: Atividade anti-inflamatória, atividade analgésica, atividade antiartrítica, atividade espasmolítica, atividade tocolítica, atividade antiasmática, atividade antialérgica, atividade broncoespasmolítica, atividade hepatoprotectora, espermatogénese, atividade larvicida, imunidade, depressão C.N.S., atividade antimicrobiana, atividade anti-sifilítica e anti-helmíntica e propriedades antioxidantes.[106-121]

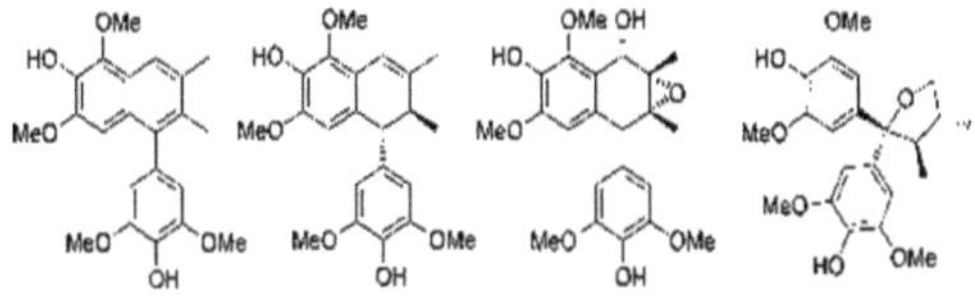

Figura 1.15: Estrutura química dos lignanos de sacidumlignanos A-D

1.4.6 Utilizações etnomédicas de S. brevistigma

Origem dos hidrocarbonetos

As espécies vegetais são fontes potenciais de hidrocarbonetos. Sarcostemma brevistigma pode ser utilizada como fonte de combustível de biomassa. (Augustus et al. 2002) estimam o potencial de hidrocarbonetos em espécies seleccionadas de Western Ghats, Tamil Nadu, que mostram que Sarcostemma brevistigma tem a maior concentração de hidrocarbonetos de 3,6%. Enquanto espécies como Tylophora asthmatica, Euphorbia tirucalli, Cryptostegia grandiflora, Ficus ealstica e Euphorbia antisyphylitica continham mais de 2%. O valor calorífico bruto da fração de hidrocarbonetos em Sarcostemma brevistigma é de 8733 Cal/g, o que é comparável ao valor calorífico do óleo combustível. Este estudo mostrou a importância significativa desta planta à luz do declínio do abastecimento global de hidrocarbonetos, o que levou a uma procura de fontes alternativas de combustíveis.[122]

Utilização em inflamações

A S. brevistigma é utilizada no tratamento do inchaço e da inflamação. A água a ferver de S. brevistigma é utilizada para curar o inchaço. Este estudo etnobotânico foi efectuado por Y.S.patel et al. na colina Tapkeshwari de Bhuj Taluka (distrito de Kachchh, Índia) para recolher informações sobre a utilização de plantas medicinais pelas comunidades locais.

Em O tratamento da artrite

S. brevistigma é utilizada no tratamento da artrite. Toda a parte da planta é esmagada e transformada em pó, administrada com água em caso de asma. Samir K Shah et. al. investigaram a atividade antiartrítica do caule de Sarcostemma brevistigma em animais experimentais.[123]

In The Treatment of Preterm Labour (O tratamento do trabalho de parto prematuro)

Sarcostemma brevistigma exibe uma atividade relaxante uterina, interferindo com o Ca extracelular^{2+} (P Suresh Kumar et al. 2006). Esta atividade tocolítica de S.brevistigma é utilizada no tratamento do trabalho de parto prematuro. A principal causa de morbidade e mortalidade perinatal é o trabalho de parto pré-termo. Durante o período de gestação, a oxitocina (OT) e as prostaglandinas actuam no útero e induzem contracções, que resultam em trabalho de parto pré-termo. A OT liga-se a receptores específicos e aumenta o nível intracelular de Ca2+ através da libertação de Ca2+ do retículo sarcoplasmático pela via do inositol-1, 4, 5-trifosfato (IP3) e do fluido extracelular através dos canais de cálcio operados por voltagem. O trabalho de parto pré-termo tem sido convencionalmente tratado com bloqueadores dos canais de cálcio, antagonistas OT, b$_2$ -agonistas, sulfato de magnésio e inibidores da prostaglandina sintetase. No entanto, estes fármacos são por vezes inadequados e têm efeitos adversos como taquicardia, aumento do débito cardíaco, edema pulmonar, hiperglicemia, depressão cardíaca e inibição da transmissão neuromuscular.[110]

Asma

Segundo o folclore, o extrato desta planta é utilizado para o tratamento da asma. [124]

Tosse, bronquite crónica e aguda

A S. brevistigma tem atividade broncoespasmolítica porque inibe as contracções induzidas pela acetilcolina e pela histamina no animal. A sua atividade broncoespasmolítica tem propriedades antitússicas e é utilizada na tosse, congestão das vias respiratórias superiores, asma, bronquite crónica e aguda. A sua propriedade anti-inflamatória também ajuda a aliviar a dor na tosse seca.[125-126]

Utilizado no tratamento da constipação

De acordo com o folclore das tribos da ilha de Sriharikota, Andhra Pradesh, é utilizado para aliviar a constipação, 10-15 ml de sumo de caule fresco ligeiramente aquecido administrado oralmente a crianças durante 4-5 dias para obter alívio da constipação.

Catarata

De acordo com o folclore das tribos da ilha de Sriharikota, Andhra Pradesh, o látex de S.brevistigma é introduzido nos olhos em caso de cataratas em fase inicial (Suklamu).[127]

Na preparação de pílulas contraceptivas masculinas

Na Pérsia medieval, eram utilizadas várias ervas para a contraceção masculina, sendo o Sarcostemma acidum (Asclepiadaceae) um desses medicamentos. No entanto, o composto isolado do Gossypium, bem como de outras sementes de algodão e quiabo (gossipol) foi abandonado para uso contracetivo porque se descobriu que causava infertilidade permanente em dez a vinte por cento dos utilizadores. Foram desenvolvidos vários protocolos de contraceção hormonal masculina. Um deles é um protocolo combinado, que envolve injecções de Depo-Provera para prevenir a espermatogénese, combinadas com a aplicação tópica de gel de testosterona para fornecer apoio hormonal. O Sarcostemma acidum tem a propriedade de impedir a espermatogénese.[115]

Rejuvenescimento

A S. brevistigma reforça o sistema imunitário contra todos os tipos de constipações. É utilizada em casos de debilidade geral, distúrbios mentais, para rejuvenescer a mente e os sentidos, e atribui-se-lhe propriedades de melhoria do humor para ajudar a aliviar o stress, a depressão e a insónia. Combinado com uma dieta saudável, exercício físico regular e medidas de estilo de vida como a meditação, S. brevistigma ajuda a promover o bem-estar mental e emocional. O complexo adaptogénico Quantum contendo S. bevistigma tem sido utilizado há milhares de anos para esse fim.[122]

Micção ardente

C. Sudharkar Reddy et al. estudaram as plantas medicinais tradicionais nas colinas de Seshachalam, Andhra Pradesh, Índia, e apresentaram a utilização etnomedicinal de sarcostemma acidum, que é utilizada durante a maturação da queimadura (uma colher de chá de pó de planta administrada com duas chávenas de toddy). [127]

O sumo lácteo é antissifilítico e anti-helmíntico

Alguns artigos afirmam que o sumo leitoso de S. brevistigma é utilizado como antissifilítico e anti-helmíntico, mas é necessário um estudo científico mais aprofundado.[128-129]

2. FINALIDADE E OBJECTIVO

O principal objetivo do trabalho realizado foi aumentar a permeação da formulação de gel tópico. Sarcostemma acidum W.&A. vulgarmente conhecida como Soma (H), pertence à família Asclepidiaceae e é uma planta medicinalmente importante. A razão por detrás da seleção de um potenciador de permeação natural para o gel é o cumprimento do objetivo do sistema de administração tópica, que é o aumento da administração de agentes activos a um nível mais profundo da pele, e também a combinação de alguns potenciadores de permeação seleccionados funciona como ação anti-inflamatória e aumenta a potência terapêutica.

3. REVISÃO DA LITERATURA

Foi realizada uma pesquisa bibliográfica extensa com a planta selecionada Sarcostemma acidum W&A. Os estudos anteriores realizados por cientistas neste domínio são apresentados a seguir:

K.G.Lalitha et al. demonstraram que S.brevistigma possuía uma atividade anti-inflamatória notável e o efeito do extrato de acetato de etilo de Sarcostemma brevistigma foi investigado em ratos para avaliar a atividade anti-inflamatória. O modelo de edema da pata de rato induzido por carragenina e os métodos de granuloma de pellets de algodão foram utilizados para testar a atividade anti-inflamatória. Foi relatado que o efeito supressor do edema do extrato de acetato de etilo foi de 50%, o que é quase equivalente ao de 10 mg/kg de indometacina. O extrato de acetato de etilo (650 mg/ kg) produziu a inibição do edema da pata de rato induzido por carragenina. O resultado indicou que o extrato de acetato de etilo produziu uma atividade anti-inflamatória significativa (P<0,001) quando comparado com o controlo. No teste de toxicidade oral aguda, a dose de 2000 mg/kg de S. acidum foi considerada segura. S. acidum mostrou atividade anti-inflamatória que pode ser devida à depleção de monócitos e atividade anti-oxidante que pode ser devida à presença de glicosídeos.[106]

K.G.Lalitha et al. investigaram a atividade analgésica do extrato de acetato de etilo de Sarcostemma brevistigma no rato. Foram utilizados o modelo de contorção induzida por ácido acético e os métodos da placa quente para testar a atividade analgésica. Os resultados indicam que o extrato de acetato de etilo produziu uma atividade analgésica significativa em relação ao controlo.[107]

Samir K Shah et al. investigaram a atividade antiartrítica de Sarcostemma brevistigma (família: Asclepiadaceae) em animais experimentais. O extrato alcoólico (A) do caule e as suas diferentes fracções, éter de petróleo (B), clorofórmio (C) e n-butanol (D), foram estudados na dose de 300 mg/kg por via oral quanto ao seu efeito contra a artrite induzida pelo adjuvante de Freund (FA) em ratos. Foram estudadas as alterações do peso corporal, o fator reumatoide sérico, o índice artrítico, o volume do edema gerado pelo pletismógrafo e a taxa de sedimentação de eritrócitos (ESR). A articulação sinovial foi submetida a um estudo histopatológico. Os ratos sensibilizados com FA exibiram alterações artríticas típicas caracterizadas por perda de peso corporal, aumento do fator reumatoide sérico, índice artrítico, volume de edema gerado e ESR. O estudo histopatológico da articulação sinovial confirmou as alterações artríticas. O tratamento com vários extractos de S. brevistigma preveniu significativamente as alterações artríticas (P<0,05). Os resultados foram comparáveis aos da dexametasona e da ciclofosfamida. A maior proteção foi encontrada com o extrato de clorofórmio. Conclui-se que S. brevistigma possui atividade antiartrítica e o extrato clorofórmico foi considerado o mais eficaz.[108]

M.N.Saraf et al. (2007) avaliaram o efeito da fração solúvel em clorofórmio (F-A) dos ramos de Sarcostemma brevistigma nas contracções induzidas por KCl, histamina e acetilcolina nos músculos lisos isolados do íleo da cobaia e da taenia coli. F-A (19,5 μg/ml) inibiu significativamente a contração induzida por KCl 40 mM até 87,6% no íleo isolado de cobaia. No íleo isolado de cobaia, a F-A (64,3 e 59,2 μg/ml) inibiu significativamente as contracções induzidas pela acetilcolina e pela histamina em 85 e 83%, respetivamente. Na taenia coli isolada de cobaia, o F-A (65,2 μg/ml) inibiu significativamente a contração induzida por KCl 40 mM em 96,0%.[109]

Sarcostemma brevistigma apresenta uma atividade relaxante uterina, interferindo com o Ca extracelular^{2+}. P. Suresh Kumar et al (2006) examinaram o efeito de uma fração solúvel em clorofórmio (F-A) do extrato de acetona dos ramos de Sarcostemma brevistigma Wight nas contracções induzidas por oxitocina e KCl, nos músculos lisos uterinos isolados de ratos. A concentrações de 32,8 μg/ml, o F-A inibiu significativamente (P<0,001) as contracções induzidas por KCl 60 mM em Ca^{2+}, contendo solução salina fisiológica, numa extensão de 88,7 $\pm$ 2,2%. O F-A, em concentrações de 26,3 μg/ml, inibiu completamente as contracções rítmicas induzidas pela oxitocina em Ca^{2+}, contendo solução salina fisiológica. No entanto, não conseguiu inibir as contracções induzidas pela ocitocina em PSS sem Ca^{2+}. Estes resultados sugerem que a fração F-A apresenta uma atividade relaxante uterina, interferindo com o Ca extracelular^{2+}.[110]

De acordo com o folclore, o extrato desta planta é utilizado para o tratamento da asma. Shah et al. (2009) avaliaram a atividade anti-asmática de vários extractos de Sarcostemma brevistigma na asma induzida por albumina de ovo e os resultados indicaram que S. brevistigma possui atividade anti-asmática e o extrato com clorofórmio foi considerado o mais eficaz. O extrato alcoólico (A) do caule e as suas diferentes fracções, éter de petróleo (B), clorofórmio (C) e n-butanol (D), foram estudados na dose de 300mg/kg por via oral quanto ao seu efeito contra a asma induzida por albumina de ovo (EA). A asma foi induzida por EA (1 ml, 10% W/V, i.p.). Após 15 dias de injeção de EA, foram estudados os sintomas de hiperreactividade das vias respiratórias, a análise dos gases séricos, o peso dos pulmões em relação ao peso corporal e a análise do líquido da lavagem broncoalveolar (BAL) para a contagem de células sanguíneas. Foram estimados parâmetros oxidantes como a superóxido dismutase, a catalase, o glutatião reduzido e parâmetros antioxidantes como o malondialdeído e o óxido nítrico no homogenato pulmonar. O tecido pulmonar foi submetido a um estudo histopatológico. Os ratos sensibilizados pela EA apresentaram um estado asmático caracterizado por sintomas de hiper-reatividade das vias respiratórias, hipoxia, hipercapnia, aumento do rácio pulmão/peso corporal e aumento do número de leucócitos totais, incluindo cada subtipo no fluido BAL. O estudo histopatológico dos pulmões confirmou as alterações asmáticas. Foi observado um aumento dos parâmetros oxidantes, como o malondialdeído e o óxido nítrico, e uma diminuição dos parâmetros antioxidantes, como a superóxido dismutase, a catalase e a glutationa reduzida, devido à sensibilização à EA. O tratamento com vários extractos, nomeadamente Ext A, Ext C e Ext D de S. brevistigma, impediu significativamente as alterações asmáticas (P<0,05). Os resultados foram comparáveis aos da dexametasona (5 mg/kg). A ordem de proteção foi Ext C > Ext A > Ext D. No entanto, Ext B não foi eficaz na prevenção destas alterações.[111]

M.N. Saraf, et al. (1988) realizaram um estudo sobre a atividade antialérgica de S. brevistigma Wight e os resultados indicaram que a fração do extrato desta planta tem actividades antialérgicas e anti-inflamatórias.[112]

M.N. Saraf, et al.(1998) também realizaram um estudo sobre a atividade broncodilatadora e afirmaram que S. brevistigma tem atividade broncoespasmolítica porque inibiu as contracções induzidas por acetilcolina e histamina em animais (íleo isolado de cobaia) e produziu atividade broncoespasmolítica. E de acordo com o folclore utilizado de S. brevistigmma, revelou que a erva também tem propriedades antitússicas.[114] A atividade hepatoprotectora de S. brevistigma foi avaliada utilizando a substância ativa induzida por CCl4

modelo por Dwijendra singh et al.(2003). O sangue foi recolhido e o soro separado foi analisado em relação a vários parâmetros bioquímicos. Foram analisados parâmetros bioquímicos como a transaminase glutâmico-oxaloacética sérica (SGOT), a transaminase glutâmico-piruvato sérica (SGPT), a fosfatase alcalina, a bilirrubina total e a transpeptidase gama-glutamato (GGTP).

Os resultados dos parâmetros bioquímicos revelaram a elevação do nível enzimático no grupo tratado com CCl4, indicando que o CCl4 induz danos no fígado. O tecido hepático rico em ambas as transaminases aumentou em doentes com doenças hepáticas agudas, sendo a SGPT, que é ligeiramente elevada pela necrose cardíaca, um indicador mais específico de doença hepática. Foi observada uma redução significativa (P < 0,001) nos níveis de SGPT, SGOT, ALP, bilirrubina total e GGTP nos grupos tratados com silimarina e extrato de acetato de etilo de S. brevistigma. Os níveis enzimáticos foram quase restaurados ao normal.[114]

O extrato do caule de S. acidum impede a espermatogénese em ratos machos sem efeitos secundários perceptíveis. Pramod Kumar Verma et al. realizaram um estudo sobre o extrato do caule de S. acidum, a motilidade dos espermatozóides e a densidade dos espermatozóides foram significativamente reduzidas. O tratamento causou uma redução de 80% na fertilidade com a dose de 50 mg e uma supressão completa da fertilidade com a dose de 100 mg. Não houve alteração significativa na contagem de RBC e WBC, hemoglobina, hematócrito, açúcar e ureia no sangue total e colesterol, proteína e fosfolípido no soro. O teor de glicogénio proteico dos testículos, a frutose na vesícula e a proteína nos epidídimos estavam significativamente diminuídos. O colesterol nos testículos estava elevado. O tratamento com ambas as doses causou uma redução acentuada do número de espermatócitos primários (pré-leptóteno e paquíteno), espermatócitos secundários e espermátides. O número de células de Leydig maduras diminuiu e o número de células de Leydig degeneradas aumentou proporcionalmente.[115]

Sarcostemma brevistigma Wight foi selecionada para investigar o potencial larvicida por A.Rahuman et al. (2009) contra larvas de segundo e quarto instar da espécie de mosquito criada em laboratório, Culex quinquefasciatus Say, na qual foi utilizada a filariose linfática principal.[116]

De acordo com a declaração do sítio Web Prakrutiremedies.com, a S. brevistigma reforça o sistema imunitário contra todos os tipos de constipações. O complexo Soma (produto marcado) também afirma que a S. brevistigma contém um conjunto único de fito-nutrientes que promovem a imunidade para apoiar vários sistemas do corpo, incluindo o sistema nervoso, o sistema cardiovascular e o sistema imunitário.

Li-She Gan et al (2005) realizaram um estudo sobre lignanas e derivados degradados de sarcostigmma acidum e afirmaram que S. brevistigma contém quatro lignanas Sacidumlignan A-D, entre as quais Sacidumlignan A, tem atividade antimicrobiana contra duas bactérias gram positivas in vitro.[118]

De acordo com a declaração de Prakrutiremedies.com e oocities.org/ tanhoard website, S. brevistigma possui propriedades anti-sífilas e anti-helmínticas. No entanto, é necessário um estudo de investigação aprofundado para confirmar esta atividade.[119,120]

Siddharthan Surveswaran et al. afirmaram que os caules de Sarcostemma brevistigma apresentavam a maior atividade inibidora da xantina oxidase.[121]

Artigos no sítio Web http://iiacm.com/AyurvedicMedicinalPlants.htm referem que S. brevistigma tem propriedades adstringentes, mas é necessário um estudo de investigação aprofundado para confirmação. P. Suresh Kumar et al. (2006) examinaram a atividade tocolítica de Sarcostemma brevistigma. O extrato da planta exibe uma atividade relaxante uterina, interferindo com o Ca extracelular^{2+} que foi utilizado no tratamento do trabalho de parto prematuro. A principal causa de morbidade e mortalidade perinatal é o trabalho de parto pré-termo.

Durante o período de gestação, a ocitocina (OT) e as prostaglandinas actuam no útero e induzem contracções que resultam em trabalho de parto pré-termo. A OT liga-se a receptores específicos e aumenta o nível intracelular de Ca^{2+} através da libertação de Ca^{2+} do retículo sarcoplasmático pela via do inositol-1, 4, 5-trifosfato (IP_3) e do fluido extracelular através dos canais de cálcio operados por voltagem. O trabalho de parto pré-termo tem sido convencionalmente tratado com bloqueadores dos canais de cálcio, antagonistas OT, b_2 -agonistas, sulfato de magnésio e inibidores da prostaglandina sintetase. No entanto, estes fármacos são por vezes inadequados e têm efeitos adversos como taquicardia, aumento do débito cardíaco, edema pulmonar, hiperglicemia, depressão cardíaca e inibição da transmissão neuromuscular.[112]

Gupta et al. (2010) estimam que a Sarcostemma brevistigma pode ser utilizada como fonte de combustível de biomassa, tendo sido efectuado um estudo em espécies vegetais seleccionadas de Ghats ocidentais, Tamil Nadu, que mostra que a Sarcostemma brevistigma tem a concentração mais elevada de hidrocarbonetos de 3,6%. Enquanto espécies como Tylophora asthmatica, Euphorbia tirucalli, Cryptostegia grandiflora, Ficus ealstica e Euphorbia antisyphylitica continham mais de 2%. O valor calorífico bruto da fração de hidrocarbonetos em Sarcostemma brevistigma é de 8733 Cal/g, o que é comparável ao valor calorífico do óleo combustível. Este estudo mostrou a importância significativa desta planta à luz do declínio do abastecimento global de hidrocarbonetos, o que levou a uma procura de fontes alternativas de combustíveis.[122]

A.S. Wabale et al. (2010) estudaram com base num questionário preparado com informações sobre as tribos, o seu estilo de vida, fonte de rendimento, utilizações etnomedicinais de espécies vegetais e o seu estilo de tratamento com referências de vaidyas tribais de Kalsubai e Ratangad e concluíram que S.brevistigmma era utilizada externamente como planta etnomedicinal no tratamento de mordeduras de cães e de outros animais. Há necessidade de mais investigação científica.[130]

C. Sudharkar Reddy et al.(2009) Estudaram plantas medicinais tradicionais nas colinas de Seshachalam, Andhra Pradesh, Índia, e apresentaram a utilização etnomedicinal de sarcostemma acidum, que é utilizada durante a maturação da queimadura (uma colher de chá de pó de planta administrada com duas chávenas de toddy).[131]

4. PLANO DE TRABALHO

Pesquisa bibliográfica

Recolha e autenticação do material vegetal Preparação do pó vegetal
Extração do material vegetal e preparação dos extractos Rastreio fitoquímico preliminar
Formulação de uma forma de dosagem tópica adequada -Gel Parâmetros de avaliação da formulação optimizada
Formulação com o melhorador de permeação natural com formulação optimizada. Avaliação da ação do potenciador de permeação do potenciador de permeação natural Estudos de estabilidade

5. MATERIAL E MÉTODOS

5.1 INQUÉRITO PRELIMINAR
5.1.1 Recolha de material vegetal

A planta Sarcostemma acidum foi colhida no Jardim Botânico do Instituto Nacional de Investigação Botânica, Lucknow, U.P.

5.1.2 Preparação do pó da planta

A planta foi seca à sombra e depois triturada grosseiramente com um moinho mecânico. O pó foi passado através do peneiro n.º 40 e armazenado num recipiente hermético para utilização posterior.

5.2 EXTRACTOS

A técnica normalmente utilizada para separar a substância ativa do medicamento em bruto é designada por "extração", que envolve a utilização de diferentes solventes. O material vegetal utilizado para a extração deve ser devidamente autenticado ou identificado. A escolha do material vegetal para extração depende da sua natureza e dos componentes a isolar. O material vegetal seco em pó é normalmente utilizado para a extração. O solvente utilizado para a extração é designado por menstrum e o resíduo é conhecido por bagaço.[96-97]

5.2.1 Métodos de extração de plantas

Existem vários métodos de extração. Alguns deles são descritos de seguida:

Maceração

A palavra maceração significa amolecimento. É o método mais simples de extração de droga em bruto e foi oficializado no I.P.1966. O processo consiste em manter a droga em bruto em contacto íntimo com o menstrum inteiro num recipiente fechado com agitação ocasional durante sete dias, coar, prensar o bagaço, misturar os líquidos e, por fim, clarificar por subsidência ou filtração. Em alguns casos, o processo pode demorar até 14 dias para uma extração completa. O rácio droga: menstrum deve ser de 1:10.

Infusão

As infusões são geralmente preparadas a partir de drogas vegetais que contêm princípios solúveis em água e facilmente extraíveis. O processo consiste em humedecer a droga com água, macerá-la com água a ferver, coar e perfazer o volume.

Digestão

Trata-se de um processo de maceração modificado, no qual a extração é realizada a uma temperatura mais elevada, na qual os ingredientes activos não são afectados negativamente. A utilização de temperaturas mais elevadas permite uma maior ação solvente do menstrum e a agitação mecânica constante do sistema acelera o estabelecimento do equilíbrio num curto espaço de tempo.

Decocção

A decocção é também utilizada para a extração de drogas vegetais que contêm substâncias solúveis em água e solúveis em calor. O processo consiste em ferver a droga com água, arrefecer, exprimir, coar o líquido e finalmente perfazer o volume.

Percolação

A percolação é um processo de extração em que a droga granulada ou em pó é privada do seu conteúdo através da descida de um menstrum adequado. Em grego, a palavra "percolar" significa "passar através". O processo implica uma passagem lenta do menstrum, sob a influência da gravidade, através de uma coluna de droga. Durante este movimento, o menstrum vai extraindo a partícula do fármaco por camadas, sendo substituída por outras camadas superiores à medida que se desloca para baixo.

Extração por ultra-sons

A velocidade de extração do fármaco é aumentada pela aplicação de vibrações ultra-sónicas. A mistura do fármaco e do menstrum é submetida a ondas ultra-sónicas de 20 a 450 quilociclos/segundo, seguidas de extração num extrator de soxhlet. O tratamento com vibrações ultra-sónicas permite uma extração rápida e superior.

Extração por solventes sucessivos Extrator Soxhlet

O extrator de Soxhlet é um aparelho de laboratório inventado em 1879 por Franz Von Soxhlet. Foi originalmente concebido para a extração de um lípido de um material sólido. No entanto, um extrator de Soxhlet não se limita à extração de lípidos. Normalmente, uma extração de Soxhlet só é necessária quando o composto desejado tem uma solubilidade limitada num solvente e a impureza é insolúvel nesse solvente. Se o composto desejado tiver uma solubilidade elevada num solvente, pode ser utilizada uma filtração simples para separar o composto da substância insolúvel.

Princípio e funcionamento do aparelho de soxhlet

Normalmente, um material sólido contendo uma parte do composto desejado é colocado dentro de um dedal feito de papel de filtro espesso, que é carregado na câmara principal do extrator de Soxhlet. O extrator de Soxhlet é colocado num balão que contém o solvente de extração. O Soxhlet é então equipado com um condensador. O solvente é aquecido até ao refluxo. O vapor do solvente sobe por um braço de destilação e penetra na câmara que contém o dedal de sólido. O condensador assegura que qualquer vapor de solvente arrefeça e escorra de volta para a câmara onde se encontra o material sólido (Fig. 2.1).

A câmara que contém o material sólido enche-se lentamente com solvente quente. Uma parte do composto desejado dissolve-se então no solvente quente. Quando a câmara de Soxhlet está quase cheia, a câmara é automaticamente esvaziada por um braço lateral de sifão, com o solvente a escorrer de volta para o balão de destilação. Este ciclo pode ser repetido várias vezes, durante horas ou dias.

Durante cada ciclo, uma porção do composto não volátil dissolve-se no solvente. Após vários ciclos, o composto desejado é concentrado no balão de destilação. A vantagem deste sistema é que, em vez de serem passadas muitas porções de solvente quente através da amostra, é reciclado apenas um lote de solvente. Após a extração, o solvente é removido, normalmente por meio de um evaporador rotativo, produzindo o composto extraído. A porção não solúvel do sólido extraído permanece no dedal e é normalmente eliminada[167-168].

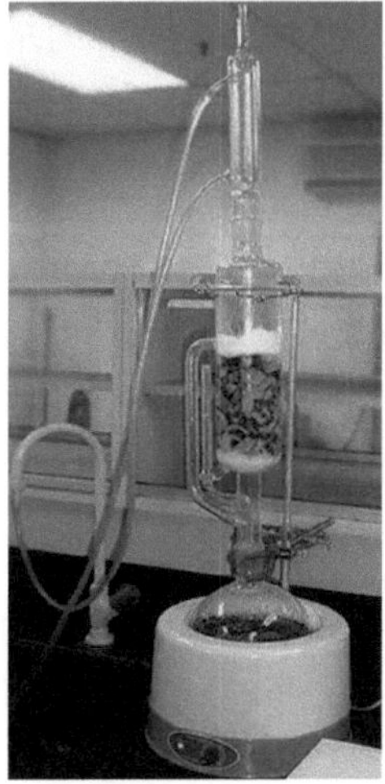

Figura: 2.1 Aparelho de Soxhlet

5.2.2 Preparação dos extractos:

O pó seco da planta foi extraído com vários solventes. O extrato aquoso foi preparado pelo processo de maceração a frio. O extrato etanólico, clorofórmio, éter de petróleo e acetato de etilo foram obtidos utilizando o aparelho Soxhlet. Cerca de 250 gm de pó seco do caule da planta foram submetidos a soxhlation. Foi primeiro desengordurado com éter de petróleo e depois extraído exaustivamente com o solvente num aparelho Soxhlet durante 36 horas. A temperatura foi mantida a 40-50 graus centígrados. Os solventes foram removidos por destilação sob pressão reduzida e a massa semissólida resultante foi seca sob vácuo utilizando um evaporador instantâneo rotativo para obter o extrato.[169]

5.2.3 Rastreio fitoquímico de S. acidum W. & Ar.[170-174] :

Os vários extractos obtidos após a extração foram submetidos a um rastreio fitoquímico para determinar a presença dos vários fitoquímicos presentes n o s extractos.

5.2.3.1 Testes para deteção de glícidos e hidratos de carbono

Teste de Molisch

A amostra foi tratada com 2-3 gotas de solução alcoólica de naftol a 1% e foram adicionados 2 ml de ácido sulfúrico concentrado nas paredes do tubo de ensaio. O aparecimento de um anel castanho na junção dos dois líquidos indica a presença de hidratos de carbono.

Teste de legalidade

Adicionou-se à amostra 1 ml de piridina e algumas gotas de soluções de nitroprussiato de sódio e, em seguida, alcalinizou-se com solução de hidróxido de sódio. O aparecimento de uma coloração rosa a vermelha revela a presença de glicosídeos.

Teste de Borntrager

A amostra foi tratada com clorofórmio e, em seguida, a camada de clorofórmio foi separada. Adicionou-se a esta uma quantidade igual de solução de amoníaco diluída. A camada de amoníaco adquire uma cor rosa, o que revela a presença de glicosídeos.

5.2.3.2 Pesquisa de alcalóides

Uma pequena porção da amostra foi agitada separadamente com algumas gotas de ácido clorídrico diluído e foi testada com vários reagentes para detetar a presença de alcalóides. Os reagentes são
- Reagente de Dragendroff - Castanho avermelhado ppt
- Reagente de Wagner - ppt castanho avermelhado
- Reagente de Mayer - ppt de cor creme
- Reagente de Hager - ppt de cor amarela

5.2.3.3 Pesquisa de proteínas e aminoácidos livres

Pequenas quantidades da amostra foram dissolvidas em alguns ml de água e tratadas com os seguintes reagentes.
- Reagente de Milhões: O aparecimento de cor vermelha indica a presença de proteínas e aminoácidos livres.
- Reagente de ninidrina: O aparecimento de cor púrpura revela a presença de proteínas e aminoácidos livres
- Teste de Biureto: Adicionam-se volumes iguais de solução de hidróxido de sódio a 5% e de solução de sulfato de cobre a 1%. O aparecimento de uma cor rosa ou púrpura revela a presença de proteínas e aminoácidos.

5.2.3.4 Pesquisa de taninos

Tomou-se separadamente uma pequena quantidade da amostra em água e procedeu-se à análise da presença de compostos fenólicos e taninos com os seguintes reagentes.
- Solução diluída de cloreto férrico (5%) - Cor violeta.
- Solução de acetato de chumbo a 10% - Precipitado branco

5.2.3.5 Pesquisa de flavonóides

Teste do reagente alcalino

Adicionar algumas gotas de solução de hidróxido de magnésio à solução de ensaio. Forma-se uma cor amarela intensa que se torna incolor com a adição de algumas gotas de ácido diluído, o que indica a presença de flavonóides.

O teste de Shinoda

Pequenas quantidades da amostra foram dissolvidas em álcool, a este pedaço de magnésio seguido de ácido clorídrico concentrado adicionado gota a gota e aquecido. O aparecimento de uma cor magnética indica a presença de flavonóides.

5.2.3.6 Ensaios para deteção de óleos e gorduras fixos Ensaio pontual

Uma pequena quantidade de amostra foi prensada separadamente entre dois papéis de filtro. O aparecimento de uma mancha de óleo no papel indica a presença de óleo fixo.

Foram adicionadas algumas gotas de hidróxido de potássio alcoólico 0,5 N a uma pequena quantidade de amostra juntamente com uma gota de fenolftleína, a mistura foi aquecida num banho de água durante 1-2 horas, a formação de sabão ou a neutralização parcial do álcali indica a presença de óleos e gorduras fixos.

5.2.3.7 Testes para deteção de esteróides e triterpenóides Teste de Libermann-Burchard

A amostra foi tratada com algumas gotas de anidrido acético, entrou em ebulição e arrefeceu. Em seguida, adicionou-se ácido sulfúrico concentrado a partir do lado do tubo de ensaio, formou-se um anel castanho na junção das duas camadas e a camada superior tornou-se verde, o que revela a presença de esteróides e a formação de uma cor vermelha profunda indica a presença de triterpenóides.

Teste Salkowski

A amostra foi tratada com algumas gotas de ácido sulfúrico concentrado, a cor vermelha na camada inferior indica a presença de esteróides e a formação de uma camada inferior de cor amarela indica a presença de triterpenóides.

5.2.3.8 Pesquisa de mucilagens e gomas

Pequenas quantidades de amostra foram adicionadas separadamente a 25 ml de álcool absoluto, com agitação constante, e filtradas. Os precipitados foram secos em óleo e examinados quanto à sua propriedade de inchaço para detetar a presença de goma e mucilagem.

5.2.3.9 Teste para ceras

Adiciona-se uma solução alcalina alcoólica à solução de ensaio e as ceras são saponificadas.

5.3 FORMULAÇÃO DE UM SISTEMA TERAPÊUTICO TÓPICO ADEQUADO

5.3.1 Preparação do hidrogel e do gel hidroalcoólico com extrato: Hidrogel

Diferentes proporções de Carbopol 934 e CMC de sódio 3:0, 3:1, 2:1, 1:1, 0:3, 1:3 e 1:2 foram dispersas em 50 ml de água destilada com agitação contínua. Tomou-se 5 ml de água destilada e dissolveu-se a quantidade necessária de metilparabeno e propilparabeno por aquecimento em banho-maria e arrefeceu-se. Adicionou-se propilenoglicol a 5% p/v e misturou-se com a primeira solução. Dissolveu-se 1,0 g de extrato de planta de S. acidum numa quantidade mínima de acetato de etilo e misturou-se com a mistura de polímeros. O volume foi aumentado para 100 ml com água destilada. Finalmente, todos os ingredientes foram misturados corretamente com o gel de Carbopol 934, com agitação contínua. A trietanolamina foi adicionada gota a gota à formulação para ajustar o pH cutâneo necessário (6,8-7) e para obter o gel com a consistência pretendida (quadros 2.1 e 2.2). Seguiu-se o mesmo método para a preparação da amostra de controlo sem adicionar o extrato da planta S. acidum. Registaram-se turvação e aglomeração em alguns lotes (F1, F2, F6 e F7) de gel à base de polímero contendo S. acidum. Por conseguinte, estes lotes foram rejeitados e os restantes lotes (F3, F4 e F5) foram considerados para estudos posteriores.

Gel hidroalcoólico

As proporções 1:2 de Carbopol 934 e CMC de sódio foram dispersas em 50 ml de água destilada com agitação contínua. Foram retirados 5 ml de água destilada e dissolveu-se a quantidade necessária de metilparabeno e propilparabeno por aquecimento em banho-maria. A solução foi arrefecida e, em seguida, adicionou-se propilenoglicol a 5 % p/v e misturou-se com a primeira solução. Dissolveu-se uma quantidade de 1,0 g de extrato vegetal de S. acidum numa quantidade mínima de acetato de etilo e adicionaram-se 30 ml de etanol, misturando-os depois com a mistura de polímeros acima referida. O volume foi completado até 100 ml com água destilada. Por fim, todos os ingredientes foram misturados corretamente com o gel de Carbopol 934, sob agitação contínua. A trietanolamina foi adicionada gota a gota à formulação para ajustar o pH cutâneo necessário (6,8-7) e para obter o gel com a consistência pretendida (quadros 2.1 e 2.2). Seguiu-se o mesmo método para a preparação da amostra de controlo sem adicionar qualquer extrato da planta S. acidum.[179-181]

5.4.CARACTERIZAÇÃO E AVALIAÇÃO DA FORMULAÇÃO

5.4.1. Avaliação da formulação em gel[186-188] :

Todas as formulações de gel preparadas foram caracterizadas para:

Avaliação física

Os parâmetros físicos, como a cor e o aspeto do gel de ervas, foram observados manualmente.

Medição do pH

O pH das várias formulações de gel foi determinado utilizando um medidor de pH digital. Um grama de gel foi dissolvido em 100 ml de água destilada e armazenado durante duas horas. A medição do pH de cada formulação foi efectuada em triplicado e o valor médio foi calculado.

Espalhabilidade

A espalhabilidade foi determinada por um aparelho que consiste num bloco de madeira com uma roldana numa das extremidades. Por este método, a espalhabilidade foi medida com base nas características de deslizamento e arrastamento dos géis. Colocou-se um excesso de gel (cerca de 2 g) em estudo na lâmina de solo. O gel foi então ensanduichado entre esta lâmina e outra lâmina de vidro com as dimensões da lâmina fixa e munida de um gancho. Colocou-se um peso de 1 kg na parte superior das duas lâminas durante 5 minutos para expelir o ar e criar uma película uniforme de gel entre as lâminas. O excesso de gel foi raspado dos bordos. A placa superior foi então sujeita a uma tração de 80 gms de peso com a ajuda de um fio preso ao gancho e o tempo (em segundos) necessário para que a lâmina superior cobrisse uma distância de 7,5 cm foi anotado. Um intervalo mais curto indica uma melhor capacidade de espalhamento. A espalhabilidade foi calculada utilizando a fórmula abaixo indicada:

$$S = M \times L / T$$

Onde, S = Espalhabilidade, M = Peso na panela (ligado à lâmina superior), L = Comprimento movido pela lâmina de vidro e T = Tempo (em seg.) necessário para separar completamente as lâminas.

Coerência:

A medição da consistência dos géis preparados foi efectuada deixando cair um cone ligado a uma haste de suporte a uma distância fixa de 10 cm, de modo a que caísse no centro do copo de vidro cheio com o gel. A penetração do cone foi medida desde a superfície do gel até à ponta do cone no interior do gel. A distância percorrida pelo cone foi registada após 10 segundos.

Homogeneidade

Todos os géis desenvolvidos foram testados quanto à sua homogeneidade por inspeção visual após a colocação dos géis no recipiente. Foram observados quanto ao seu aspeto e à presença de quaisquer agregados.

Viscosidade

A viscosidade do gel foi medida utilizando o viscosímetro de Brookfield com o fuso n.º 7 a 50 rpm à temperatura ambiente. Os géis foram rodados a 0,3, 0,6 e 1,5 rotações por minuto. Em cada velocidade, foi registada a leitura do mostrador correspondente. A viscosidade do gel foi obtida multiplicando a leitura do mostrador pelo fator indicado no manual do viscosímetro Brookefield.

Conteúdo do medicamento

1 g do gel preparado foi misturado com 100 ml de solvente adequado. Foram preparadas alíquotas de diferentes concentrações através de diluições adequadas após filtragem da solução-mãe e o teor do fármaco foi determinado medindo a absorvância a 255 nm utilizando um espetrofotómetro UV/Vis (Shimadzu UV 1700).

Estudos de compatibilidade

A técnica de espetroscopia de infravermelhos com transformada de Fourier (FTIR) foi utilizada para estudar a interação física e química entre os extractos de ervas e os excipientes utilizados na formulação, observando qualquer mudança no pico do extrato de plantas no espetro da mistura física de extrato de plantas, base de hidrogel e base de gel etossomal.

5.4.2 Estudo de libertação de fármaco in-vitro da formulação optimizada de hidrogel com intensificador de permeação natural contendo extrato de planta de S. acidum :

A célula de difusão de Franz (fabricada no nosso laboratório) com um diâmetro de 3,7 cm foi utilizada nos estudos de libertação in vitro. Um tubo de vidro com ambas as extremidades abertas, 10 cm de altura e 3,7 cm de diâmetro exterior foi utilizado como célula de permeação. Uma amostra de um grama foi pesada com precisão e colocada numa membrana de celofane semipermeável para ocupar um círculo de 3,7 cm de diâmetro. A membrana carregada foi esticada sobre a extremidade inferior aberta de um tubo de vidro de 3,7 cm de diâmetro e tornada estanque com um elástico. O tubo (compartimento dador) foi imerso num copo contendo 100 ml de tampão fosfato com pH 6,8 (compartimento recetor) e a célula foi imersa a uma profundidade de 1 cm abaixo da superfície do tampão. A temperatura do sistema foi mantida a 37°±1° e a velocidade foi mantida a 30 rpm durante toda a experiência através de um agitador magnético (Fig.2.2). Foram retiradas amostras de 3 ml a intervalos de 15, 30, 45, 60, 90, 120, 180 e 240 minutos, tendo o volume de cada amostra sido substituído pelo mesmo volume de tampão fresco para manter o volume constante. As amostras foram analisadas sem diluição ou filtração para o conteúdo do medicamento à base de plantas S. acidum espectrofotometricamente a 255 nm. No caso do Voveran Emulgel, as amostras foram analisadas quanto ao teor de diclofenac a λmax = 276 nm. [179,184]

Modelação da cinética de libertação de fármacos

A cinética de libertação do gel PE foi determinada utilizando o método de cinética de libertação do fármaco em várias equações cinéticas: cinética de libertação de ordem zero, cinética de libertação de primeira ordem e modelo de Higuchi[189-190].

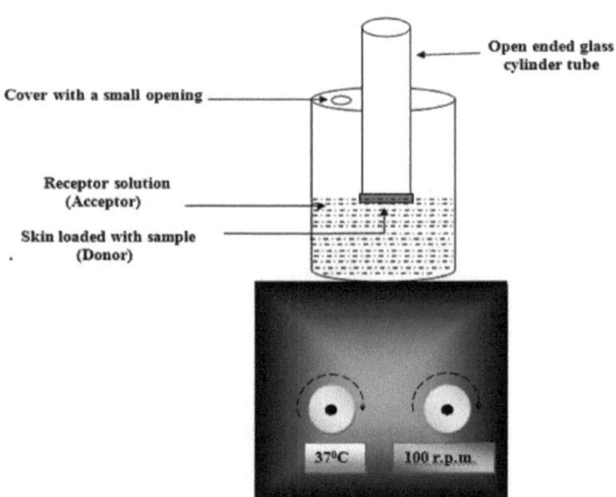

Figura 2.2: Célula de difusão fabricada para o estudo da libertação do fármaco

5.5 Estudos de estabilidade acelerada

As formulações optimizadas foram submetidas a um teste de estabilidade durante seis meses, de acordo com as normas da ICH, a uma temperatura e HR de 40°C ± 2°C/75% RH ± 5% RH, respetivamente. As formulações seleccionadas foram analisadas quanto à alteração do aspeto, espalhabilidade, pH e teor de fármaco.[205]

Tabela 2.1: Formulações de gel contendo extrato etanólico da planta S. acidum

Ingrediente	F1	F2	F3	F4	F5
Carbopol 934 (gm)	3	2.5	2	1.5	1
HPMC	1	1	1	1	1
S. acidum EE (% w/w)	1	1	1	1	1
Propilenoglicol 400 (5%)	5	5	5	5	5
Metilparabeno (0,5%) (ml)	0,2 ml	0,2 ml	0,2 ml	0,2 ml	0,2 ml
Propilparabeno (0,2%) (ml)	5 ml	5 ml	5 ml	5 ml	5 ml
Trietanolamina (ml)	q.s.	q.s.	q.s.	q.s.	q.s.
Água destilada (ml)	q.s. para 100ml	q.s. para 100ml	q.s. para 100ml	q.s. para 100ml	q.s. para 100ml

Cada formulação contém água destilada até 100 ml .

Tabela 2.2: Formulações de gel contendo extractos de plantas de S. acidum com potenciadores de permeação naturais

Ingrediente	F5	PE1	PE2	PE3
Carbopol 934 (gm)	2	2	2	2
HPMC	1	1	1	1
S. acidum EE (% w/w)	1	1	1	1
Cânfora	1	1		1
Óleo de cravinho	1	1	1	
Mentol	-	1	1	1
Propilenoglicol 400 (5%)	5	5	5	5
Metilparabeno (0,5%) (ml)	0,2 ml	0,2 ml	0,2 ml	0,2 ml
Propilparabeno (0,2%) (ml)	5 ml	5 ml	5 ml	5 ml
Trietanolamina (ml)	q.s.	q.s.	q.s.	q.s.
Etanol	-	30 ml	30 ml	30ml
Suspensão de etossomas	-	-	-	30 ml
Água destilada (ml)	q.s.p. a100ml	q.s.p. para 100ml	q.s.p. a100ml	q.s.p. a100ml

Cada formulação contém água destilada até 100 ml .

(F5 = Hidrogel contendo extrato de plantas, PE1 a PE 4 = Hidrogel contendo potenciador de permeabilidade e formulação de extrato de plantas).

6. OBSERVAÇÕES, RESULTADOS E DISCUSSÃO

6.1 Extração

O pó seco da planta foi extraído com vários solventes, ou seja, água, etanólico, clorofórmio, éter de petróleo e acetato de etilo. Os solventes foram removidos por destilação sob pressão reduzida e a massa semissólida resultante foi seca no vácuo utilizando um evaporador instantâneo rotativo para obter o extrato. Os rendimentos percentuais dos vários extractos são apresentados na Tabela 6.1.

6.2 Rastreio fitoquímico

Os vários extractos obtidos foram submetidos a um rastreio fitoquímico preliminar. A extração foi realizada com água, etanol, clorofórmio, acetato de etilo e éter de petróleo. O extrato foi analisado quanto à presença de vários constituintes medicamente activos. O extrato aquoso revela a presença de alcalóides, hidratos de carbono, glicosídeos, taninos, proteínas, aminoácidos e esteróides. O extrato etanólico revela a presença de alcalóides, hidratos de carbono, glicosídeos, taninos, proteínas, aminoácidos e esteróides. O extrato de clorofórmio mostra a presença de hidratos de carbono, taninos, enquanto o extrato de éter de petróleo mostra a presença de alcalóides, hidratos de carbono, glicosídeos, proteínas e aminoácidos, esteróides.

Quadro 6.1: Valor extrativo de diferentes extractos de S. acidum

S/No.	Tipo de extrato	% Rendimento (w/w)	Cor do extrato
1.	Extrato aquoso	3.1245	
2.	Extrato etanólico	13.3103	Verde escuro
3.	Extrato de cloroflam	11.3321	
4.	Pet. Extrato de éter	10.8915	
5.	Extrato de acetato de etilo	15.1711	

Uma vez que os principais constituintes activos estão presentes no extrato etanólico e no extrato de acetato de etilo, por conseguinte, o extrato etanólico e o extrato de acetato de etilo foram utilizados para uma investigação mais aprofundada. Os resultados são apresentados na Tabela 6.2

Quadro 6.2: Rastreio fitoquímico preliminar de diferentes extractos de Sarcostigmma acidum

S/Não.	Componentes	Teste	AE	EE	CE	PE	EA
1.	Alcalóides	Teste de Mayer	-	+	-	-	-
		Teste "Dragendroff	+	+	-	+	+
		Teste de Hager	-	-	-	+	-
		Teste de Wagner	-	-	-	-	-
2.	Hidratos de carbono	Teste de Molisch	+	+	+	+	+
		Teste de Fehling	+	+	-	-	+
3.	Glicosídeos	Teste de Brontrager	-	+	-	-	-
		Teste de legalidade	+	+	-	+	+
4.	Óleo fixo e gorduras	Teste pontual	-	-	-	-	-
		Ensaio de formação de sabão	-	-	-	-	-
5.	Taninos	FeCl3	-	+	-	-	-
		Vanilina cloridrato	+	+	+	-	+
		Reagente alcalino	-	+	-	-	-
6.	Proteínas e aminoácidos	Teste do milhão	+	+	-	+	+
		Ensaio com ninidrina	+		-	-	+
		Teste do biureto	-	-	-	+	-
7.	Flavonóides	Com NaOH	-	-	-	-	-
		Teste Shinoda	-	-	-	-	-
		Com H2SO4	-	-	-	-	-
8.	Esteróides e triterpenóides	Libermann's Teste de Burchard	-	-	-	-	-
		Teste de Salkowski	+	+	-	+	+
9.	Mucilagem e goma	Com álcool a 90%	-	-	-	-	-
10.	Ceras	Com alc. KOH	-	-	-	-	-

AE: Extrato aquoso; EE: Extrato etanólico; CE: Extrato de clorofórmio; PE: Extrato de éter de petróleo, EA: Extrato de acetato de etilo (+ Presente, - Ausente)

6.3 Caracterização da Formulação e Avaliação de um Sistema Terapêutico Tópico Adequado

6.3.1 Avaliação da formulação em gel:

Durante o ensaio, as concentrações de excipientes de carbapol e CMC de sódio foram gradualmente aumentadas e depois diminuídas, uma vez que foram encontrados vários problemas como homogeneidade, espalhabilidade e viscosidade. Estes problemas ocorreram em alguns dos lotes (F1, F2, F6 e F7) de gel à base de polímeros contendo S. acidum. Por conseguinte, estes lotes foram rejeitados e os restantes lotes (F3, F4 e F5) foram considerados para estudo posterior. Os resultados mostraram que o gel de ervas desenvolvido era de cor esverdeada, de aspeto translúcido e apresentava uma boa homogeneidade com ausência de grumos. A formulação F5 apresentou bons valores de espalhabilidade, viscosidade, pH, teor de fármaco e, durante os estudos de estabilidade acelerada, o aspeto era claro e não se observou qualquer variação significativa na espalhabilidade, no pH e no teor de fármaco. A formulação do hidrogel F5 e o seu estudo físico-químico foram considerados bons. (Tabela 6.3)

Tabela 6.3: Avaliação física de todas as formulações

Lote	Cor	Aparência	Espalhabilidade (gm.cm/seg.)	Consistência (60 mm)	Viscosidade (cps)	Ph	Conteúdo do medicamento (%)
F3	Esverdeado	Homogéneo	19.55	6	23100	7.00	99.80
F4	Esverdeado	Homogéneo	21.75	7	20080	7.00	99.85
F5	Esverdeado	Homogéneo	21.47	7	23980	7.00	99.92
PE1	Esverdeado	Homogéneo	21.46	7	22393	7.00	99.97
PE2	Esverdeado	Homogéneo	22.84	7	17143	7.00	99.90
PE3	Esverdeado	Homogéneo	22.10	7	17798	7.00	99.95

6.3.2 Estudo de libertação do fármaco in-vitro

Observou-se que a percentagem de libertação de fármaco do hidrogel contendo extrato foi de 10,89 (a 30 min.) e 47,33% (a 240 min.), respetivamente, enquanto o gel contendo a formulação PE3 com 3 % de intensificador de permeação natural foi de 24,86% (a 30 min.) e 74,56% (a 240 min.), respetivamente, e o gel contendo a formulação PE4 com 4 % de intensificador de permeação natural foi de 29,54% (a 30 min.) e 79,12% (a 240 min.), respetivamente. Observou-se que a adição de etanol e de potenciadores de permeação na formulação aumenta a libertação através do aumento das propriedades de permeação do gel. A formulação FE4 com 4 % de potenciador de permeação natural apresentou uma libertação máxima do fármaco em comparação com as outras formulações.

6.3.3 Curva de calibração padrão do extrato vegetal de S. acidum para o seu constituinte ativo

A curva de calibração padrão do extrato de S. acidum foi determinada traçando a curva de absorção versus concentração a 255 nm e segue a lei da cerveja. Os resultados são apresentados na Tabela 6.4 e na Fig. 6.1

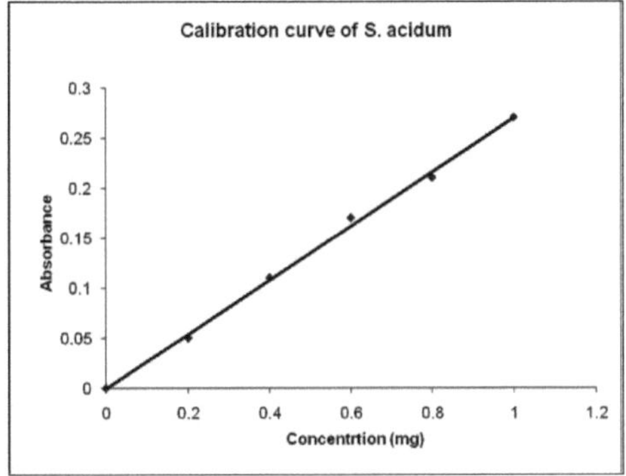

Figura 6.1: Curva de calibração padrão de S. acidum a 255 nm (y=0,27x-, r^2 =0,997

Tabela 6.4: Curva de calibração padrão de S. acidum a 255 nm

S.N.	Concentração (µg/ml)	Absorvância
1	Em branco	0.000
2	0.2	0.048
3	0.4	0.113
4	0.6	0.175
5	0.8	0.214
6	1.0	0.272

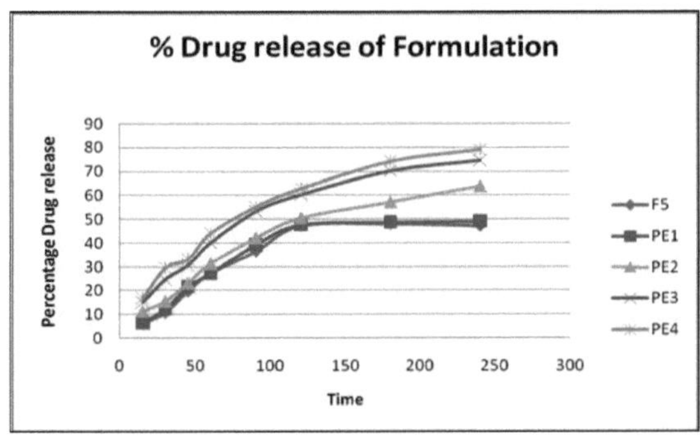

Figura 6.2: Perfil de libertação da formulação Hydrog contendo extrato

Tabela 6.5: Percentagem de libertação do fármaco do gel de hidrogel formulado com extrato de planta e intensificador de permeação natural

Intervalo de tempo (Min)	% Libertação do fármaco das formulações				
	F5	PE1	PE2	PE3	PE4
15	06.12	06.41	11.23	15.21	16.83
30	10.89	12.25	15.43	24.86	29.54
45	19.91	21.68	23.21	30.81	33.22
60	27.41	27.23	31.32	40.18	44.13
90	36.62	39.32	42.12	54.43	55.23
120	47.43	47.72	50.47	60.29	62.83
180	48.15	48.81	57.12	70.18	74.21
240	47.33	49.12	63.75	74.56	79.12

6.3.4 Modelação da cinética de libertação de fármacos

Na comparação da modelação cinética e dos dados do perfil de libertação, é evidente que o gel PE4 liberta o fármaco de acordo com a cinética de Higuchi, mas o coeficiente de regressão não é exatamente próximo de 1, o que pode dever-se à influência de outros factores.

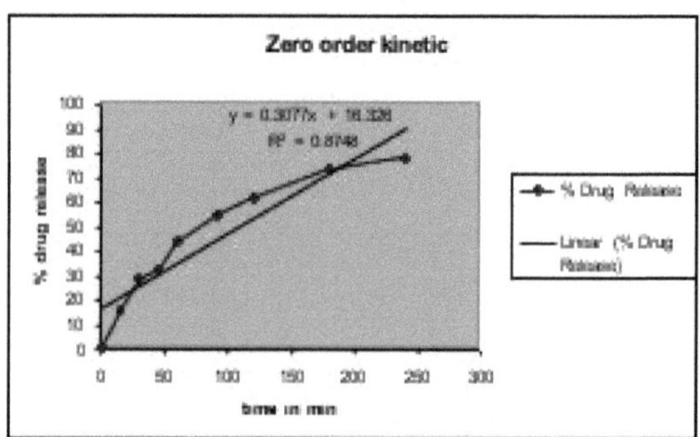

Figura 6.3: Cinética de ordem zero da fórmula PE4 através da célula de difusão fabricada

6.8 Estudo de estabilidade

Os géis formulados foram submetidos a estudos de estabilidade. Não se observou desvanecimento da cor em todos os géis preparados. O pH de todas as formulações permaneceu inalterado e verificou-se estar dentro do intervalo de 6,2-7,2. A viscosidade e a capacidade de espalhamento de todos os géis mantiveram-se inalteradas e dentro do intervalo. O teor de fármaco situou-se no limite de 90% -103% para todas as formulações de gel. (Tabela.6.6)

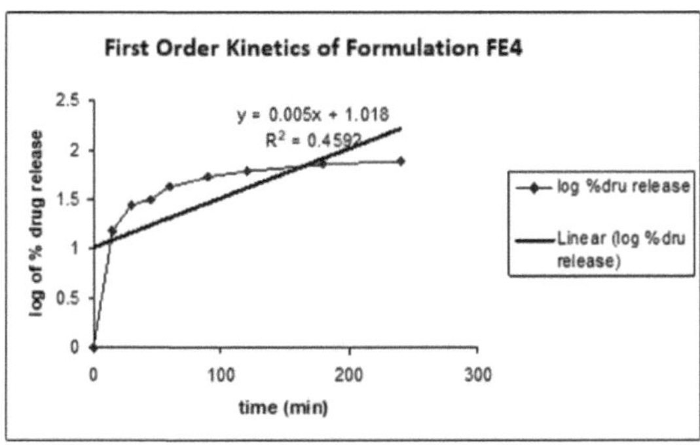

Figura 6.4: Cinética de primeira ordem da formulação PE4 através da célula de difusão fabricada

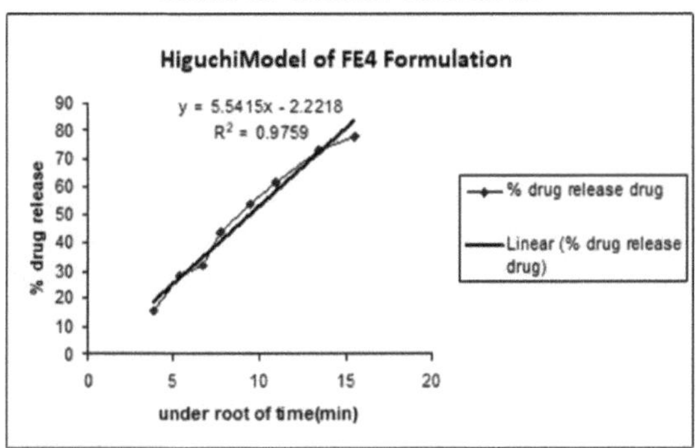

Figura 6.5: Libertação da fórmula PE4 através dos dados da célula de difusão fabricada, ajustados à cinética do modelo de Higuchi

Lote	Cor	Aparência	Espalhabilidade gm.cm/seg)	Consistência (60 Seg)	Viscosidade (cps)	Ph	Teor de fármaco (%)
F3	Esverdeado preto	Homogéneo	14.60	5	22230	6.84	99.77
F4	Esverdeado escuro	Homogéneo	18.50	6	24010	6.93	98.20
F5	Esverdeado	Homogéneo	20.15	6	18170	6.90	99.82
PE1	Esverdeado	Homogéneo	20.47	6	17828	6.91	99.96
PE2	Esverdeado	Homogéneo	23.00	9	16042	6.95	98.95
PE3	Esverdeado	Homogéneo	23.12	9	16837	6.92	99.03
PE4	Esverdeado	Homogéneo	23.43	9	16042	7.01	99.82

Tabela 6.6: Estudo de estabilidade acelerada da formulação

7. CONCLUSÕES

No presente estudo, tentou-se preparar, caraterizar e avaliar um sistema terapêutico tópico de anti-inflamatório com um potenciador de permeação natural. A cânfora foi selecionada como potenciador natural da permeação e a planta Sarcostemma acidum W.&A. foi selecionada como medicamento anti-inflamatório à base de plantas. A extração de Sarcostemma acidum W.&A. foi realizada com água, etanol, clorofórmio, acetato de etilo e éter de petróleo utilizando um aparelho de soxhlet. Os extractos foram analisados quanto à presença de vários constituintes medicamente activos. Os estudos físico-químicos revelaram que os principais constituintes activos estão presentes no extrato etanólico. A formulação de hidrogel e de gel hidroalcoólico do extrato etanólico foi concebida utilizando concentrações variadas de polímero de carbopol. Durante o ensaio, as concentrações de excipientes de carbapol e CMC de sódio foram gradualmente aumentadas e depois diminuídas, uma vez que foram encontrados vários problemas como a homogeneidade, a espalhabilidade e a viscosidade. Estes problemas ocorreram em alguns dos lotes de gel à base de polímeros contendo extractos de plantas medicinais. Os resultados mostraram que o gel à base de plantas desenvolvido era de cor esverdeada, de aspeto translúcido e apresentava uma boa homogeneidade com ausência de grumos. A formulação F3 apresentou bons valores de espalhabilidade, viscosidade, pH, teor de fármaco e, durante os estudos de estabilidade acelerada, o aspeto era claro e não se observou qualquer variação significativa na espalhabilidade, no pH e no teor de fármaco. A cânfora, o óleo de cravo e o mentol foram seleccionados como potenciadores da permeação e misturados com a formulação optimizada. A percentagem de libertação de fármaco do hidrogel F5 contendo extrato foi observada como sendo 9,89 (a 30 min.) e 47,63% (a 240 min.), respetivamente, enquanto o gel contendo 3% de formulação EE3 de intensificador de permeação natural foi observado como sendo 15,43% (a 30 min.) e 62,75% (a 240 min.), respetivamente, e o gel contendo 4% de formulação EE4 de intensificador de permeação natural foi observado como sendo 26,86% (a 30 min.) e 77,98% (a 240 min.), respetivamente. Observou-se que a adição de etanol e de potenciadores de permeação na formulação aumenta a libertação através do aumento das propriedades de permeação do gel. A formulação FE4 com 4 % de potenciador de permeação natural apresentou uma libertação máxima do fármaco em comparação com as outras formulações. Os remédios naturais são mais aceitáveis na crença de que são mais seguros e têm menos efeitos secundários do que os sintéticos. As formulações à base de plantas têm uma procura crescente no mercado mundial. No estudo realizado, foi feita uma tentativa de estabelecer que o intensificador de permeação natural (cânfora, óleo de cravo e mentol) em gel tem uma ação promissora de intensificador de permeação.

8. BIBLIOGRAFIA

1. Sharma Alok (2008). Herbal medicine for market potential in India: An Overview. Revista Académica de Ciências Vegetais, Publicações IDOSI, 1(2): 26-36.

2. Bozzuto Anne (2000). Homeopatia, Ervas e Hipnose Práticas Comuns, In Medicina Complementar e Alternativa, Jacksonville Medicine.

3. Mehrola, M.N., Controlo de qualidade e equipamentos de plantas medicinais utilizadas em medicinas tradicionais, etanobotânica, 1990(2), pp 19-20.

4. Farasworth,N.R., Pezzuto, J.M., Rational approaches to the development of plant derived drugs in proceeding of the 2nd national symposium on The Pharmacology and Chemistry of natural products, Joaopessoa, Brasil,1983: 3-5

5. The Ayurvedic Phrmacopoeia of India, Governo da Índia, Ministério da Saúde e do Bem-Estar Familiar, Nova Deli, 1999, Parte I, Vol III, pp. 235

6. Kokate C.K., Purohit A.P. e Gokhale S.B. (2005). A Text-book of Pharmacognosy, 31st edition, Nirali Prakashan.

7. Mukherjii P.K. (2001). Quality Control of Herbal Drugs, Business Horizon Publication, 1st Edição 1, 183-219.

8. Singh S. K. (2002). Actas da Promoção Global da Medicina Tradicional na Perspetiva da Relação Instituto-Indústria, Faculdade de Ayurveda, Universidade Hindu de Banaras, pp. 112-115.

9. Duke J. A. e Bogenschutz-Godwin M. J. (1999). Natural Products from Plants, CRC Press, Boca Raton, FL, EUA, 183-205.

10. Ara Tachjian (2010). Use of Herbal Products and Potential Interactions in Patients with Cardiovascular Diseases" Journal of the American College of Cardiology, Vol. 55, No. 6, 2010

11. Handa S. S. (1992). Medicinal plants based drug industry and emerging plant drugs", Curr. Res. Med. Aromat. Plants, 14, 233-262.

12. G.Ulrich-Merzenich et al. "Drug development from natural products: exploiting synergistic effects", International Journal of experimental biology,48, 2010, 208-219.

13. Abbas A.B. e Lichtman A.H. (2009). Cap.2 Imunidade inata". Imunologia básica. Funções e perturbações do sistema imunitário (3.ª ed.). ISBN 978-1-4160-4688-2.

14. Cotran Kumar Collins (1998). Robbins Pathologic Basis of Disease. Philadelphia: W.B. Saunders Company. ISBN 0-7216-7335-X.

15. Parakrama Chandrasoma e Clive R. Taylor (2005). Parte A. Patologia Geral, Secção II. A Resposta do Hospedeiro à Lesão, Capítulo 3.

Resposta Inflamatória, sub-secção Sinais Clínicos Cardinais". Concise Pathology (3ª edição (ficheiro informático) ed.). Nova Iorque, N.Y.: McGraw-Hill. ISBN 0838514995.

16. Vogel, Wolfgang H.; Berke, Andreas (2009). Breve história da visão e da medicina ocular. Publicações Kugler. p. 97. ISBN 90-6299-220-X.

17. Porth Carol (2007). Essentials of pahtophysiology: concepts of altered health states. Hagerstown, MD: Lippincott Williams & Wilkins. pp. 270. ISBN 0-7817- 7087-4.

18. Dormandy Thomas (2006). The worst of evils: man's fight against pain (O pior dos males: a luta do homem contra a dor). New Haven, Connecticut: Yale University Press. pp. 22. ISBN 0-300-11322-6.

19. Eming S. A.; Krieg T. e Davidson, J. M. (2007). Inflamação na reparação de feridas: mecanismos moleculares e celulares. Journal of Investigative Dermatology, 127 (3): 514-525.

20. Ashcroft G. S. (1999). Os ratinhos com falta de Smad3 apresentam uma cicatrização acelerada de feridas e uma resposta inflamatória local prejudicada. Nat Cell Biol 1 (5): 260-266.

21. Ashcroft, G. S. (1999). "Regulação bidirecional da função macrofágica por TGF-β". Microbes Infect 1 (15): 1275-1282.

22. Werner F. (2000). A inibição da ativação de macrófagos pelo fator de crescimento transformador-β1 é mediada por Smad3". J Biol Chem 275 (47): 36653-36658.

23. Sato Y.; Ohshima T. e Kondo T. (1999). Papel regulador da interleucina-10 endógena na resposta inflamatória cutânea da cicatrização de feridas em murinos. Biochem Biophys Res Commun 265 (1): 194-199.

24. Serhan C. N. (2008). Controlar a resolução da inflamação aguda: um novo género de mediadores duplos anti-inflamatórios e pró-resolução. J Periodontol 79 (8 Suppl): 1520-1526.

25. Greenhalgh D. G. (1998). O papel da apoptose na cicatrização de feridas. Int J Biochem Cell Biol 30 (9): 1019-1030.

26. McQuibban, G. A. (2000). Inflamação amortecida pela clivagem da proteína-3 quimioatraente de monócitos pela gelatinase A. Ciência 289 (5482): 1202-1206..

27. Serhan CN e Savill J (2005). Resolução da inflamação: o início programa o fim. Nat. Immunol. 6 (12): 1191-1197.

28. Smith JK, Dykes R, Douglas JE, Krishnaswamy G e Berk S. (1999). Long-term exercise and atherogenic activity of blood mononuclear cells in persons at risk of developing ischemic heart disease. JAMA, 12; 281(18):1722-7.

29. McFarlin BK, Flynn MG, Phillips MD, Stewart LK e Timmerman KL (2005). O treino crónico de exercício de resistência melhora a atividade das células assassinas naturais em mulheres idosas. J Gerontol A Biol Sci Med Sci., 60(10):1315-8.

30. Stewart LK, Flynn MG, Campbell WW, Craig BA, Robinson JP, McFarlin BK, Timmerman KL, Coen PM e Felker J (2005). Talbert E. Influence of exercise training and age on CD14+ cell-surface expression of toll-like recetor 2 and 4. Brain Behav Immun, 19(5):389-97.

31. Gleeson M. (2006). Adaptação do sistema imunitário em atletas de elite. Curr Opin Clin Nutr Metab Care. 9(6):659-65.

32. Pedersen BK e Hoffman-Goetz L. 2000Exercise and the immune system: regulation, integration, and adaptation. Physiol Rev., 80(3):1055-81.

33. Ploeger HE, Takken T, de Greef MH e Timmons BW (2009). Os efeitos do exercício agudo e crónico nos marcadores inflamatórios em crianças e adultos com uma doença inflamatória crónica: uma revisão sistemática. Exerc Immunol Rev.; 15:6-41.

34. Timmerman KL, Flynn MG, Coen PM, Markofski MM e Pence BD. (2008). Redução de monócitos inflamatórios (CD14+CD16+) induzida pelo exercício físico: um papel na influência anti-inflamatória do exercício? J Leukoc Biol., 84(5):1271-8.

35. Mackinnon LT. (2000). Efeitos do treino de exercício crónico na função imunitária. Med Sci Sports Exerc., 32(7 Suppl):S369-76.

36. Suzuki K, Nakaji S, Yamada M, Liu Q, Kurakake S, Okamura N, Kumae T, Umeda T e Sugawara K. (2003). Impacto de uma corrida de maratona competitiva nas respostas sistémicas de citocinas e neutrófilos. Med Sci Sports Exerc., 35(2):348-55.

37. Pilon Brad. (2011). A inflamação afecta a sua capacidade de construir músculos. Teoria da Inflamação, Inflamação, Inflamação Crónica, Construção Muscular, Saúde. Web. http://www.inflammationtheory.com

38. Yonehara, N., Shibutani, T., e Inoki, R. 1987, J. Pharmacol. Exp. Ther., 242, 1071.

39. Kulkarni, R.R., Patki, P.S. Jog, V.P., Gandage, S.G.e Patwardhan, B. 1991, J. Ethnopharmacol, 33, 91.

40. Saxena, R.C., Nath, R., Palit, G., Nigam, S.K., e Bhargava, K.P. 1979, Indian J. Pharmacol, 11, 39.

41. M. Anilkumar (2010). Plantas etnomedicinais como agentes anti-inflamatórios e analgésicos In Ethnomedicine: A Source of Complementary Therapeutics, Editor: Debprasad Chattopadhyay, Research Signpost,

Trivandrum, Kerela, Índia, 267-293 ISBN: 978-81-308-0390-6.

42. Kang, S.S., Cordell, A., Soejarto, D.D., e Fong, H.H.S. 1985, J. Natural Products, 48, 155.

43. Jain S.K. (1991). Dictionary of Indian Folk Medicine and Ethnobotany (Dicionário de Medicina Popular Indiana e Etnobotânica), Deep Publications, Nova Deli.

44. Anónimo (1992). Riqueza da Índia: Matérias-primas. III. CSIR Publication and Information Directorate, Nova Deli, 8.

45. Sofowora A. (1993). Medicinal plants and traditional medicine in Africa, Polygraphic Ventures Ltd. Ibdan, 207.

46. Sandoval-Chacon, M., Thompson, J.H., Zhang, X.J., Manick, E.E., Sadowska-

47. Srivastava, K.C., e Mustafa, T.1992, Med. Hypotheses, 39, 342

48. Surver, C. and Davis, F.A., Bioaviability and Bioequivalence, In Walter, K.A..(Ed.) , Dermatological and Transdermal Formulation, Marcal Dekker, INC. NewYork , 119,2002,pp. 403,323,326,327,403.

49. Stan-posthumd J.J., Vink J., Lecessies, Bruijn J.A., et al., "Topical Tretinoin Under Oocclusion on a Typical Navei", 1998, 548.

50. Ansel H.C., Allen L.V., "Pharmaceutical Dosage Forms and Drug Delivery System", 7th edition, Lippincott Willams and Wilkens, Baltimore, 2000, 244-246,249-251, 253-255,264-265.

51. Nayank S.H., Nkhat P.D., e Yeole P.G., "The Indian Pharmacist", Vol. III, No. 27, Sept. 2004, 7-14.

52. Misra A.N., "Controlled and Novel Drug Delivery", CBS Publishers and Distributors, New Delhi,1997, 107-109.

53. Misra A.N., "Controlled and Novel Drug Delivery", CBS Publishers and Distributors, New Delhi,1997, 107-109.

54. Banker G.B.S., Rodes C.T., "Modern Pharmacist", 2nd edition, Vol. 40, Marcel Dekker, Nova Iorque, 1979, 263-273, 283,286-287,299-311.

55. Kikwai, L., Babu, R. J., Kanikkannan, N., Singh, M., Preformulation stability of spantide 2, A promising topical anti - inflammatory agent for the treatment of psoriasis and contact dermtises. J. Pharm. Pharmacol. 2005;56 (1): 19 - 25.

56. Elias, P.M., Epidermal lipids, barrier function and desquamation (Lípidos epidérmicos, função de barreira e descamação). J. Invest. Dermatol. 1983;80: 44-49.

57. Schreier, H., e Bouwstra, J., Liposomes and niosomes as topical drug carriers: dermal and transdermal drug delivery. J. Control. Rel. 1991;30:1-15.

58. Hadgraft, J., Recent developments in topical and transdermal delivery (Desenvolvimentos recentes na administração tópica e transdérmica). Eur. J. Drug Metab. Pharmacokinet. 1996: 21: 165 - 173

59. Jain, S., Tiwari, A. K., Topical products, editado por Jain, N. K., 2005, In: Pharmaceutical Product Development, CBS Publication and Distributor, New Delhi, 2005;221-249.

60. Bedde, H. E., Holman, F., Spies, A., Ponec, M., Microscopia eletrónica de fratura por congelação em epiderme humana reconstruída in vitro. J. Invest. Dermatol. 1989;95: 108 - 116.

61. Touitou, E., Dayan. N., Bergelson. L., Gidin, B., Eliaz, M., Ethosmes - novo transportador vesicular para uma entrega melhorada: caraterização e propriedades de penetração na pele. J. Control Rel. 2000; 65: 405-418.

62. Sun, Y. M., Huang, J. J., Lin, F. C., Lal, J. Y., Biomaterials. 1997;18: 527 - 533.

63. Touitou E, Godin B e Weiss C. Enhanced delivery of drugs into and across the skin by ethosomal carriers. Drug Development Research. 2000; 50: 406-415.

64. Touitou et al, Ethosomes- efficiently delivering active agents to skin personal care, Jan.2005; 6(1): 71-74.

65. Sanjay, Ethosomes: uma ferramenta promissora para a administração transdérmica de medicamentos. www.pharmainfonet.com

66. Bendas ER, Tadros MI. Entrega transdérmica melhorada de sulfato de salbutamol através de etossomas. AAPS PharmSci Tech. 2007; 8(4): Artigo 107.

67. Touitou E, Dayan N e Bergelson L. Ethosomes-novel vesicular carriers for enhanced delivery: characterization and skin penetration properties. J Control Release. 2000;65: 403-418.

68. Cevc. G, lipid vesicles and other colloids as drug carriers on the skin ; Advanced drug delivery Reviews 2004; 56:675-711.

69. Dubey V, Mishra D, Dutta T et al. Dermal and transdermal delivery of an anti- psoriatic agent via ethanolic liposomes. J Control Release. 2007; 123: 148-154.

70. Jain S, Mishra D, Kuksal A et al. Vesicular Approach for Drug Delivery into or Across the Skin: Current Status and Future Prospects. http://www.priory.com/pharmol/Manuscript-Jain.htm

71. Merdan VM, Alhaique F, e Touitou E, Transportadores vesiculares para administração tópica. Ata Techno. LegisMedicament 1998;12: 1-6.

72. Barry BW, Istransdermal drug delivery research still important today. Drug Delivery Tech..2001;6: 967-971.

73. Avaliado a partir do URL: http:// www.ntt-inc.com/default.asp, Perfil da empresa: Novas tecnologias terapêuticas: Ethosomes.

74. Donatella P, Giuseppe L e Domenico M.. Etosomas para a administração cutânea de glicirrizinato de amónio: Permeação percutânea in vitro através da pele humana e atividade anti-inflamatória in vivo em voluntários humanos. J Control Release. 2005;106(1): 99-110.

75. Kim JC, Lee MH e Rang MJ. Formas de dosagem contendo Minodixil: retenção na pele e promoção do crescimento capilar após o aumento, Drug Delivery, 2003;10(2): 119- 123.

76. Lodzki M, Godin B, Rakou L et. al . Entrega transdérmica de canabidiol e efeito anti-inflamatório num modelo marinho. J Control Release. 2003;93: 379-389.

77. Horwitz E, Pisanty S,Czerninski R et al. A clinical evaluation of a novel liposomal carrier for acyclovir in the topical treatment of recurrentherpes labialis. Oral Surg Oral Med Oral Pathol Oral Radiol Endod.1999;88: 700-705.

78. Jain S, Umamaheshwari RB, Bhadra D et al. Ethosomes-A novel vesicular carrier for enhanced transdermal delivery of an anti-HIV agent. Indian J Pharm Sci. 2004;66(1): 72-81.

79. Dayan N, TouitouE. Transportador para administração cutânea de trihexifenidil HCl: Ethosomes vs liposomes. Biomaterials. 2002;21:1879-1885.

80. Touitou E, Godin B, Dayan N. et al. Entrega intracelular mediada por um transportador etossómico. Biomaterials. 2001;22: 3053-3059.

81. Esposito E, Menegatti E e Cortesi R. Etossomas e lipossomas como veículos tópicos para o ácido azelaico: um estudo de pré-formulação. Int J Cos Sci. 2004; 26(5): 270.

82. GodinB, Touitou E, Rubinstein E et al, A new approach for treatment of deep skin infections by an ethosomal antibiotic preparation: an in vivostudy, Journal of Antimicrobial Chemotherapy, 2005; 55(6): 989-994.

83. Goldin B, TouitouE, Mechanism of bacitracin permeation enhancement through the skin and cellular membrane from an ethosomal carrier, J. Control. Release, 2004;94: 365-379.

84. Touitou E. Composição e métodos de administração intracelular. PCT/IL02/00516, 2002.

85. Touitou E, Drug delivery across the skin, Expert Opin. Biol. Ther., 2002;2: 723-733.

86. Cevc G, Schatzlein A e Blume G. Transportadores transdérmicos de medicamentos: Propriedades básicas, otimização e eficiência de transferência no caso de péptidos aplicados por via epicutânea. J Control Release. 1995; 36: 3-16.

87. Pennington TD., Flora Neotropica, New York Botanical Garden, NY, Monogr. 1981.

88. Jacob, S. W. e Francone, C. A., Structure and Function of Man, 2nd Edn.,W. B. Saunders Co., Philadelphia, 1970, 55-60.

89. Chien, Y. W., Logics of transdermal controlled drug administration, Drug Dev. Ind. Pharm., 1983, 9, 497.

90. Lachman, L. e Lieberman, H. A., The Theory and Practice of Industrial Pharmacy, 3rd Edn., Varghese Publishing house, 1990, 534

91. Vyas, S. P. e Khar, Roop K., Controlled Drug Delivery, 1st Edn., Vallabh Prakashan, 2002, 416-417.

92. Nappinnai, M., Pakalapali, S. e Arimilli, R., Rofecoxib gels: Preparação e avaliação, Indian Drugs, 2006, 43(6), 513-515.

93. Panda, D., SI, S., Swain, S., Kanungo, S. K. e Gupta, R., Preparação e avaliação de géis de goma de moringa oleifera, Indian J. Pharm. Sci., 2006, 777-779.

94. Li Ping-tao, Michael G. Gilbert , W. Douglas Stevens, Asclepiadaceae, Flora of China, 16: 189-270. 1995

95. Kirtikar, K. R. e Basu, B. D., Indian Medicinal Plants, International Book Publisher, Dehradun, 1993, vol. 3, pp. 1621-1622.

96. http://www.succulent-plant.com

97. http://siddham.in

98. http://english.star-ayurveda.ro e http://en.wikipedia.org

99. Sachidananda Padhy e Santosh Kumar Dash, "The Soma Drinker of Ancient India:An Ethno-Botanical Retrospection", J. Hum. Ecol., 15(1): 19-26 (2004)

100. K.G.Lalitha e M.G. Sethuraman, Avaliação fitoquímica e farmacológica das flores de Sarcostemma brevistigma wight, Farmácia Oriental e Medicina Experimental, 9 (3) (2009) 00-00.

101. Khare D. P., Tiwari S.S, Khare A. e Khare M.P. (1980). "Estrutura da brevobiose". Elsevier Scientific Publishing Company, 79, 279-286.

102. Khare D. P., Khare A. e Khare M.P. (1980). "Estrutura da sarcobiose". Elsevier Scientific Publishing Company, 81, 275-283.

103. Khare D. P., Khare A. e Khare M.P. (1980). "Estrutura da tigmobiose". Elsevier Scientific Publishing Company, 79, 287-292.

104. Khare N.K., Kumar R. Khare M.P. e Khare A. (1986). "sarcogenin, a pregnane derivative from Pergularia pallida and Sarcostemma brevistigma. Pergamon press Ltd., vol.25 (2), 491-493.

105. kanchan oberai, Maheshwari P. khare e Anarshi khare (1985). "Pregnane ester triglycoside from sarcostemma brevistigmma", phytochemistry,vol.24, No.12,p p p. 3011-30131, 985.

106. Lalitha KG, Sethuraman M.P., Rajkapoor B., "Antiinflammatory activety

of Sarcosremma brevistigma in rate", Indian Journal of Pharmaceutical sciences, ano 2003, Volume 65, número 2, 210-212.

107. Lalitha K.G,et al, Analgesic activity of Sarcostemma brevistigma, Indian drugs, 2002, vol. 39, 541-542

108. Samir k. shah et al. "evaluation of antiarthritic activity of variousextracts of sarcostemma brevistigma", Journal of clinical pharmacology,2009, vol. 49, no. 9, pages 1129-1129

109. M.N.Saraf et al, "Machanism of spasmolytic activity of a fraction of Sarcostemma brevistigma wight", Indian journal of experimental biology,Vol:45,May2007,419-424

110. Kumar P.S., Soni K, Saraf MN. Atividade Tocolítica in vitro de Sarcostemma brevistigma Wight. Indian Journal Pharm Sci 200668 :190-4

111. S.k.shah et al., avaliação da atividade anti-asmática de vários extractos de sarcostemma brevistigma na asma induzida por albumina de ovo.

112. Saraf, M.N., Patwardhan, B.K., 1988. Estudos farmacológicos sobre Sarcostemma brevistigma Wight, Parte I - atividade anti-alérgica, Indian Drugs 26 (2), 1- 4

113. Saraf M, Patwardhan BK. Estudos farmacológicos sobre Sarcostemma brevistigma Whight parte II: atividade broncodilatadora. Indian Drugs 1998; 26: 54-57.

114. M. G. Sethuraman et al., "Hepatoprotective activity of Sarcostemma brevistigma against carbon tetrachloride-induced hepatic damage in rats", current science, vol. 84, no. 9, 10 may 2003.

115. Pramod kumar verma et al.,Effect of Srcostemma acidum stem extract on Spermatogenesis in male albino rats,Asian journal andrology 2002 march, 4:43-47

116. A. A. Rahuman et al, Efficacy of larvicidal botanical extracts against Culex quinquefasciatus Say (Diptera: Culicidae), Parasitology Research,Sprinerlink, Volume 104, Número 6, 1365-1372,2009

117. Bharath R.,Suryanarayana B. " A study of phytochemical composition of few Tribal medicinal plants for shriharikota" Emitido em 30 de junho de 2009, 28

118. Li-She Gan et al,Lignanos e seus derivados degradados de sarcostemma acidum",Journal of natural product,2005,68(2),221-225

119. http://www.oocities.org

120. http://prakrutiremedies.com

121. Siddharthan Surveswaran et al, "propriedades e principais fitoquímicos fenólicos de plantas medicinais indianas de Asclepiadoideae e Periplocoideae",

Natural Product Research: Formerly Natural Product Letters , Volume 24,
Número 3, 2010, Páginas 206 - 221

122. Gupta Shailesh e Kohli Seema, "Folk lore uses of an endangered
ethnomedicinal herb of india sarcostemma acidum. (somlata) "Formavita,2010

123. Augustus. G.D.P.S, Jayabalan. M, Raharathinam. K, Ray. A.K, e Seiler. G.
J: Potential hydrocarbon producing species of Western Ghats, Tamil Nadu,
India, Biomass and bioenergy, Vol 23 (2002) 165-169.

124. Y. S. Patel, E. P. Joshi* e P. N. Joshi Estudo etnobotânico da colina de
Tapkeshwari, Bhuj, Kachchh, Índia, Lifesciences leaflets 2:22-31, 2010

125. Mohammad yaheya mohammad ismail, "antiasthmatic herbal drugs a
Review", Revista Internacional de Farmácia e Ciências Farmacêuticas, Vol 2,
número 3, 2010

126. Saraf M, Patwardhan BK. Estudos farmacológicos sobre Sarcostemma
brevistigma Whight parte II: atividade broncodilatadora. Indian Drugs 1998; 26:
54-57.

127. Bharath R.,Suryanarayana B. " A study of phytochemical composition of
few Tribal medicinal plants for shriharikota" Emitido em 30 de junho de 2009,
28

128. http://www.oocities.org

129. http://prakrutiremedies.com

130. A.S.Wabale et al ,Plantas de importância etnomedicinal em mordeduras de
cães, ASIAN J. EXP. BIOL. SCI. SPL.2010 :156-157

131. C.Sushakar raddy, Traditional Plant medicinal plants in Seshachalam hills
Andhra Pradesh, India,Journal of medicinal plant research, May,
2009,vol.3(5),4011

132. http://english.ayurmed.ro

133. por www.sewanti.com

134. www.mollycoddle.co.in

135. http://meghdarayucare.com

136. www.healthbyayurveda.in

137. www.fatlose.in

138. www.ecovedic.com

139. http://prakrutiremedies.com

140. www.healthproductsusa.net

141. www.totalhealthsecrets.com

142. Dwivedi Sumeet, Shrivastava Shrivastava, Dubey Darshan, Kapoor Shweta
e Jain Sanjay (2007). Status and Conservation Strategies of Herbal Oral

Contraceptives, Planta Indica, 3(1):5-8.

143. Dwivedi Sumeet, Kaul Shefali, Pandey Deepak, Shrivastava Satyaendra, e Dwivedi S. N. (2007). Status and Conservation Strategies of Endangered and Vulnerable Medicinal Plants, Planta Indica, 3(2):13-15.

144. Dwivedi Sumeet, Kaul Shefali, Patel Ravindra, Shrivastava Shrivastava, Dubey Darshan, Kapoor Shweta e Dwivedi S. N. (2007). Status, Conservation and traditional uses of some Fabaceous Plant Species, Planta Indica, 3(4):5-9.

145. Kaul Shefali, Dwivedi Sumeet, Dwivedi Abhishek, Patidar Hemchand, Kapadia Rakhee e Manigaunha Ashish (2008). Estado e conservação de Lepidium sativum Linn. (Chansur): An Ethnomedicinal herb of Madhya Pradesh, Farmavita.Net.

146. Dwivedi Sumeet, Dwivedi Abhishek e Dwivedi S. N. (2008). Folklore uses of some plants by the tribals of Madhya Pradesh with special reference to their conservation, Ethno. Leaflets, 12:763-771.

147. Dwivedi Sumeet, Mishra Shanti Bhushan, Shashi Alok e Prajapati Kiran (2008). Ethnomedicinal uses of some plant species by ethnic and rural peoples of the Salem district of Tamil Nadu with special reference to the conservation of vanishing species, Ethno. Leaflets, 12:873-887.

148. Dwivedi Sumeet (2009). Estudo do estado da riqueza das plantas medicinais da região de Malwa de Madhya Pradesh, com especial referência à conservação de espécies vulneráveis e ameaçadas, J. Econ. Taxon. Bot., 33(2): 443-452.

149. www.newcrops.uq.edu.au

150. Getinet A. e Sharma S. M. (1996). Níger Guizotia abyssinica (L.f.) Cass. Promoting the conservation and use of underutilized and neglected crop, Institute of Plant Genetics and Crop Plant Research, Gatersleben, Roma.

151. Kokate C.K., Purohit A.P. e Gokhale S.B. (2005). A Text-book of Pharmacognosy, 31st edition, Nirali Prakashan, 37, 48-52, 57.

152. Kumar R. M. (1992). Advances in oil seed researches. World Book Enterprises, Nova Deli.

153. Verma Vandana, Kasera P. K. e Mohammed S. (2007). Conservation of desert medicinal plants and cultivating practices of Asparagus racemous: A potential bio resource, In Indian folk medicine Ed. P. C. Trivedi, publicação Pointer, Jaipur, 299-302.

154. Dwivedi S. N., Dwivedi Sumeet, Dwivedi Abhishek e Goel A. K. (2009). Significado etnobotânico, farmacológico e fitoquímico de Sauromatum guttatum- Uma revisão. Ethnobotany, 21 (1&2): 95-98.

155. Dwivedi Sumeet (2009). Estudo do estado da riqueza das plantas

medicinais da região de Malwa de Madhya Pradesh, com especial referência à conservação de espécies vulneráveis e ameaçadas, J. Econ. Taxon. Bot., 33(2): 443-452.

156. Sikarwar R.L.S. 2002. Ethnogynecological uses of plants new to india, Ethnobotany, 14:112-115

157. Sinha R.K. 1998. Ferramentas de investigação. In Ethnobotany: The Renaissaance of traditional herbal medicine. Publicação INA Shree. Jaipur 194-202.

158. Dwivedi, S.N. (2003). Ethonobotanical studies and conservation strategies of wild and natural resourses of Rewa district of Madhya Pradesh, J. Econ. Taxon. Bot., 27(1): 233-244.

159. Varghese E. SVD (1996). Applied Ethnobotany- A case study among the Kharias of Central India", Deep Publications, New Delhi.

160. Mc. Neel J.A., Miller K.R., Reio W.V., Mittermein R.A., Werner T.B., 1990. Conserving the world biological diversity. Global Biodiversity, IUCN, Suíça

161. Phillips O., Gentry A.H., Reynal H., Wilkin P., Gulvez-Durand C.B., 1994. Quantitative ethnobotany & Amazonian conservation, Conser. Biol. 8: 225-248

162. Sass J. E. Elements of Botanical Microtechniques, 1940, Mc. Graw Hill Book Co., Nova Iorque, 222.

163. Paliwal G. S. Plant anatomy laboratory manual, 1974, 1ª edição, Central book depot, Allahabad, 52-54.

164. Jackson B.P., Snowdon D.W. Atlas of microscopy of medicinal plants, culinary herbs and spice, 2005, CBS Publishers and Distributors (P) Ltd, New Delhi.

165. A Farmacopeia Ayurvédica da Índia. 2001, Parte I, Vol-I, Publicado por The controller publication, Govt. of India, Ministério da Saúde e do Bem-Estar Familiar, 137-146.

166. Mukherjii P.K. Quality Control of Herbal Drugs, 2001, Business Horizon Publication, 1st Edição 1, 183-219.

167. Mukherjee Pulak K. (2001). Controlo de qualidade de medicamentos à base de plantas, publicado por Business Horizon, 1ª edição, 380.

168. Agarwal S.S. (2007).Herbal Drug Technology, Universities Press Pvt.Ltd., Ist edition, 3-7.

169. Harbone J.B., Methods of Plant Analysis Chapter II In: Phytochemical methods: A guide to modern techniques of plant analysis Toppan Company Ltd, Japan, 1973, (1), pp 4 - 5.

170. Kokate, C. K., "Practical Pharmacognosy", Nirali Prakashan, Pune, 2007

171. Agrawal, S.S e Paridhavi, M. "Herbal Drug Technology", Universities Press Pvt. Ltd., Hyderabad, Primeira edição, 2007, 321-439.

172. Mukherjii P.K. (2001). Controlo de Qualidade de Medicamentos à Base de Plantas, Business Horizon Publication, 1st Edição 1, 183-219.

173. Divakar M C., Plant drug evaluation-a laboratory guide, CD remedies, 2nd ed., 2002, 84-92.

174. Hiremanth, S.R.R. "A Text book of Industrial Pharmacy" Press Pvt. Ltd., Hyderabad, First Ed., 2008, 391-433.

175. O. Oyedapo, A. Akinpelu et al., Red blood cell membrane stabilizing potentials of extracts of Lantana camra and its fraction, International journal of plant physicology and biochemistry, October 2010,Vol 2(4),46-51

176. Vduvu R. e K.S. Lakshmi ,Atividade anti-inflamatória in vitro e in vivo da folha de symplocos cochinchnensis Moor ssp laurina, Bangladesh J Pharmacol,2008,3,121-124

177. 13. Gambhire M.,Juvekar A., Wankhede S., Avaliação da ação anti-inflamatória do extrato de metanol de Barleria Cristata leave por métodos in vivo e in vitro, The Internationl journal of Pharmacology 2009,7

178. 14. M. Sangeeta et al., In-vitro anti-inflammatory and Anti-arthritic Activity of Leaves of Cleodendron Inerme, Research Journal of Pharmaceutical, Biological and chemical sciences 2009,61.

179. A Gupta et al., Formulation and evaluation of topical gel of diclofenac sodium using different polymers, Drug Invention Today 2010, 2(5),250-253

180. Das K, Dang R, Machale UM, Fatepuri S, Formulação e avaliação de gel de ervas contendo extrato de folhas de estévia, The Pharma Review, 2010, 8(44), 112- 118.

181. Prakash RP, Rao R. NG, Soujanya C, Formulação, avaliação e atividade anti-inflamatória do gel tópico de etoricoxib, Asian J. pharmaceutical and clinical research, 2010, 3(2), 126-129.

182. P. Anitha et. al, Ethosomes - A noninvasive vesicular carrier for transdermal drug delivery, Anitha et al., Int. J. Rev. Life. Sci., 1(1), 2011, 17-24

183. K Pavan Kumar et al, Ethosomes-A Priority in Transdermal Drug Delivery, International Journal of Advances in Pharmaceutical Sciences,1 (2010) 111-121

184. Jain S, Tiwary AK, Sapra B, Jain NK, Formulation and Evaluation of Ethosomes for Transdermal Delivery of Lamivudine, AAPS PharmSciTech. 2007, 8(4): Artigo 11

185. A. K. Barupal et al, Preparação e Caracterização de Etossomas para Entrega Tópica de Aceclofenac, Indian J Pharm Sci. 2010 Set-Out; 72(5): 582-586.

186. Das K, Dang R, Machale UM, Fatepuri S, Formulação e avaliação de gel

de ervas contendo extrato de folhas de estévia, The Pharma Review, 2010, 8(44), 112- 118.

187. Kumar L, Verma R, Avaliação in vitro do gel tópico preparado com polímero natural, Int. J Drug Delivery, 2010, 2, 58-63.

188. Prakash RP, Rao R. NG, Soujanya C, Formulação, avaliação e atividade anti-inflamatória do gel tópico de etoricoxib, Asian J. pharmaceutical and clinical research, 2010, 3(2), 126-129.

189. Ashoniya Sheer, Ethosomes as vesicular carrier for enhanced transdermal delivery of Ketoconazole -Formulation and Evaluation, IJPI's Journal of Pharmaceutics and Cosmetology, 1,3, 2011,1-14.

189. Chaudhary et al, Formulação, desenvolvimento e avaliação in-vitro de adesivos bucais mucoadesivos de metotrexato, International Journal of Pharma Sciences and Research, 1(9), 2010, 357-365

190. Winter CA, Risley E, Nuss G, Carrageenan-induced edema in hind aw of the rat as an assay for anti-inflammatory drugs. Proc Soc Exp Biol Med. 111 , 1962, 544- 547.

191. Vinegar R, Schreiber W, Hugo R, Biphasic development of carrageenan oedema in rats, Journal of Pharmacological Experimental Therapeutics, 66, 1969, 96-103.

192. Crunkhon P, Meacock S, Mediators of the inflammation induced in the rat paw by carrageenan. British Journal of Pharmacology, 42, 1971, 392-402.

193. Chatpaliwar VA, Johrapurkar AA, Wanjari MM, Chakraborty RR, Kharkar VT, Anti-inflammatory activity of martynia diandra glox, Indian Drugs, 39, 2002, 543- 545.

194. Amann R, Schuligoi R, Lanz, I., Donnerer J, Histamine induced edema in the rat paw-effect of capsaicin denervation and a cgrp recetor antagonist, Europian Journal of Pharmacology, 279 , 1995, 227-31.

195. Whittle BA, The use of changes in capillary permeability in mice to distinguish between narcotic and non-narcotic analgesic, British Journal of Pharmacology Chemother. 22 , 1964, 24-253.

196. Miles AA, Miles E, Vascular reactions to histamine, histamine-liberator and leukotaxine in the skin of guinea-pigs, Journal of Physiology, 118, 1992, 228-257.

197. Romay C, Ledon N, Gonzalez R, Further studies on anti-inflammatory activity of phycocianin in some animal models of inflammation, Inflammation Research, 47 , 1998, 334-338.

198. Griswold DE , Martin L, Badge A, Evaluation of the cutaneous anti-inflammatory activity of azapiranes, Inflammation Research, 47, 1998, 56-61.

199. Bradley PB, Pribat D, Christensen R, Rothstein G, Measurement of

cutaneous inflammation: estimation of neutrophil content with an enzyme marker, Journal of Investigational Dermatology, 78 , 1982, 206-209.

200. Evans PD, Hossack, M, Thomson DS, Inhibition of contact sensitivity in the mouse by topical application of corticosteroids, British Journal of Pharmacology, 43, 1971, 403.

201. Selye H, Um estudo experimental com a técnica da bolsa de granuloma, JAMA 152, 1953, 1207-1213.

202. Goldstein SA, Shemano L, Daweo R, Betler J, Cotton pellet ganuloma pouch method for evaluation of anti-inflammatory activity, Arch Pharmacodyamic Ther, 165, 1976, 294-301.

203. P Ravi Prakash, Formulação, avaliação e atividade anti-inflamatória do gel tópico de etoricoxib, revista asiática de investigação farmacêutica e clínica,3,2,2010,126

204. ICH Topic Q 1 A (R2) Stability Testing of new Drug Substances and Products, Note for guidance on stability testing: stability testing of new drug substances and products (CPMP/ICH/2736/99), Agência Europeia de Medicamentos, agosto de 2003.

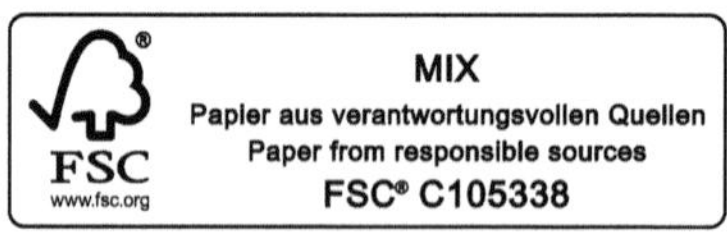

Printed by Books on Demand GmbH, Norderstedt / Germany